丈夫な腸づくりには、腸内細菌を育てよう。

腸を愛する習慣

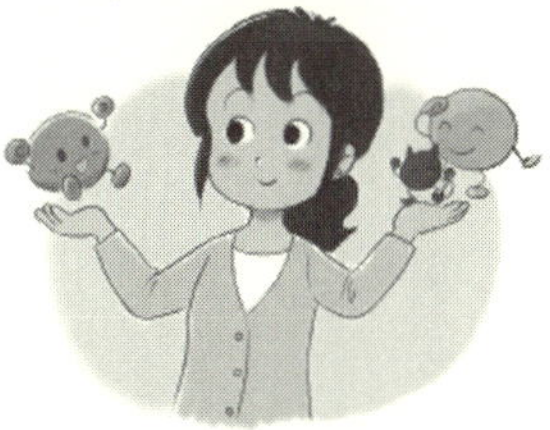

腸内環境情報オフィス主宰 井原 敏男

JN272821

山中企画 出版部

腸を愛する習慣＊目次

序章　なぜ私が、腸と腸内細菌を愛するのか?

この本は、主に、あなたの腸に棲んでいる腸内細菌の様子と、それがどんなふうにあなたの身体に関わっているかということを記したものです。

しかし、まずは、その話を始める前に、私がなぜ「腸」と出会い、それにこだわりを持つようになったかについて、簡単に触れておきましょう。


すでに35年も前になります。私は、勤務していた製薬会社を辞め、自ら札幌で調剤薬局を始めようとした際に、こんなに薬局の多い中でなにか特徴のある薬局経営をしなければ将来は競争に負けて、経営も危うくなると感じはじめていました。

そこで注目したのが便秘でした。

便秘に悩む人の数、ことに女性の数は非常に多い。それに対して、便秘に力を入れている調剤薬局は、ことのほか少ない。これはチャンスだと感じたのです。

さっそく便秘について猛勉強をし、北海道では扱っていない便秘薬の仕入れに力を入れ、販売実績を上げていきました。

開局して2年くらい経過したときでしょう。以前、いろいろと教えを受けた、中国で16年も中医学を勉強されてきた、いわば中医学の大家ともいえる方に再びお会いした時、こんな会話を交わしたのです。
「どうだ、薬局経営は順調かい？」
「おかげさまで、今は便秘薬に凝っています」

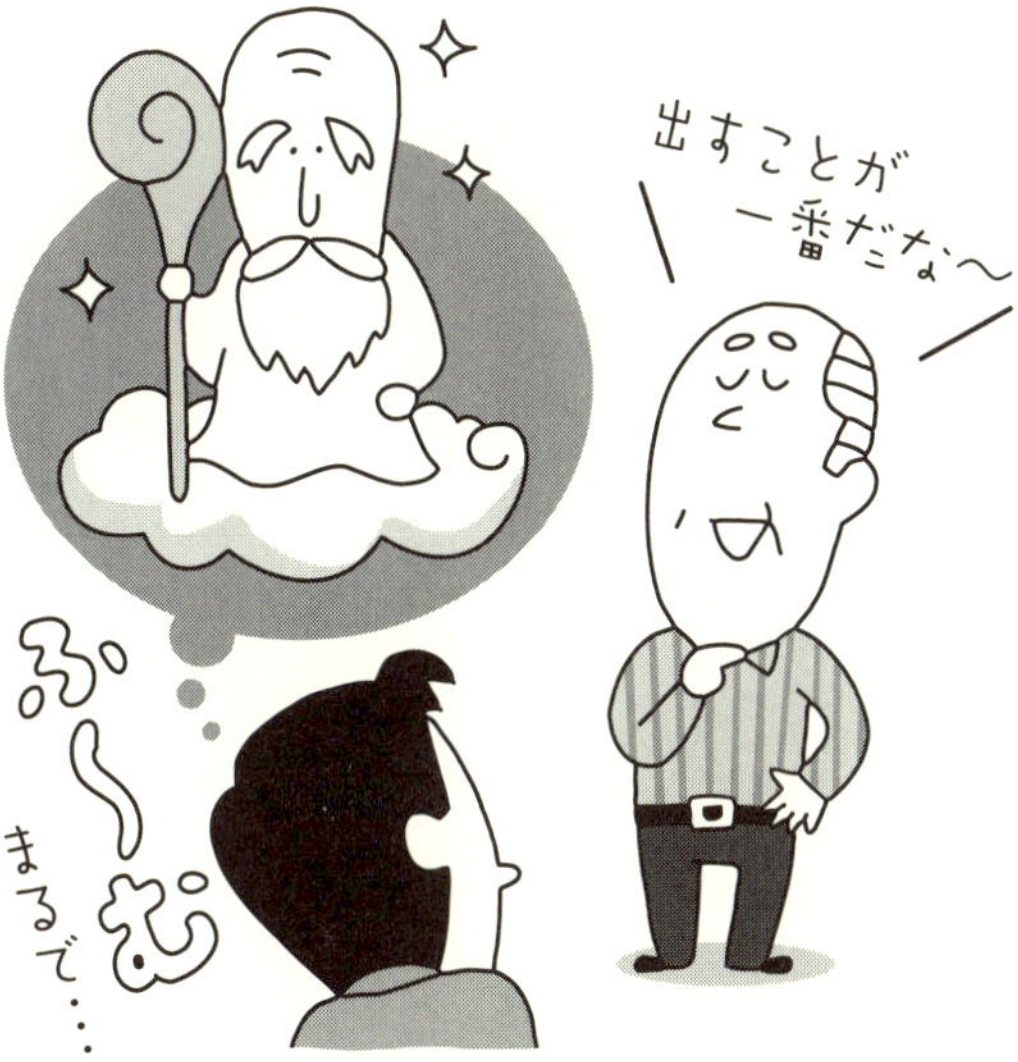

「そうか、もう、出すことの大切さを知ったのかい、君にはもう教えてあげることは無いな～」

その言葉の意味がよくわからず、「それはどういうことなんですか？」と聞き返すと、その方がこう一言。

「中国医学はなぁ、出すことが一番大切なのだよ」

それは私の人生を左右する言葉となりました。

「出すことが大切」、つまり、食べた物の栄養素を体内でしっかり摂取した上で、余分なものは排出する、そこにこそ、人体の働きの基礎があり、健康の元がある、とその方は言うのです。

だとすれば、腸こそが、その基礎を最も担っている臓器ではないか。

いつも物事を整理して、きちんと目標設定をすることが苦手な私にとって、それは神のお告げのような気がしました。

「そうか、腸が人間の身体の核なのか。もっともっと腸にこだわればいいんだ」

以後、いわば自分のライフワークとして、「腸」と関わってきました。関わってきた中で、腸の持つ働きの偉大さも知り、自然に腸や腸内細菌を愛するようにもなっていきました。そのキッカケを与えてくれた、あの中医学の大家には、今でもとても感謝しています。

さあ、私と腸との関わりについて語った上で、唐突ですが次のような質問をします。あなたはどのように答えますか。

1、あなたに棲んでいる腸内細菌はいつ、どのように棲み着いたのですか？

2、悪玉菌はあなたの腸内にいない方がいいと思いますか？

まず、「1」についてお答えしましょう。

お母さんの体内にいる間、お腹の中に細菌はありません。あなたに棲みついているビフィズス菌や乳酸菌などは、あなたが生まれた時にお母さんの手や乳首などからもらった菌です。

赤ちゃんは毎日母乳などで育てられて、離乳食に入る頃は色々な菌が腸内に棲み着き、そして場所取りをして、棲みつき方が決まってゆきます。

田舎で出産して、古い家で多くの人たちや動物達と一緒に育った人のほうが、いろいろな菌と接触して、抵抗力の強い腸が出来上がる、ともいわれています。

続いて「2」についての答えですが、これはだいぶ長いですよ。

近年、腸について語られることも増え、腸内細菌もクローズアップされるケースが多くなっていますね。ただ、だいたいは、ビフィズス菌、乳酸菌などの「善玉菌」、ウェルシュ菌、大腸菌などの「悪玉菌」と大きく善悪に二分されて紹介されます。さらに、善悪の中間にいる菌は日和見菌と呼ばれます。

つまり身体にいい影響を与えるのが善玉で、身体に悪さをするのが悪玉。実に単純ですね。

仕方ありません。世の中、どんな場面でも善悪に分ける方がわかりやすい。良いものを増やし、悪いものを減らす。悪いものを良いほうに改善すれば、すべてが丸く収まる、そう考えられがちです。

しかし、どんなことでも完全に善悪の判定をするなんて難しいとは思いませんか。たとえば「ダイエット」なんて、メタボを防ぐ、あるいは身体を美しく見せるため、という意味では「善」かもしれませんが、それによって摂食障害が起きたりする点では、健康に対しては「悪」の部分もあります。

お腹の腸内細菌も、同じです。善悪など、簡単には分類できません。

ビフィズス菌、乳酸菌などは身体に良い菌だから、摂らないより続けて摂ったほうがよいと決まっているのでしょうか。

そして大腸菌などの悪い菌は全てなくした方がよいのでしょうか。

ちょっと待って下さい。

私は、そうは思わない。詳しくは後で書きますが、善玉菌と悪玉菌は、それぞれ一定のバランスを持って存在するからこそ、お腹の中は健康なのです。

悪いヤツはすべて排除、と一方的に嫌わないでください。

世の中、すべてが善人になったら、それが健全な社会といえますか？　中にちょっと悪いヤツがいるくらいがちょうどいいじゃないですか。

自分の体内に棲み着いている菌たちを、まず善悪を勝手に分けずに、まとめて愛してみたらどうか、と私は思うのです。


腸と腸内細菌について、もう少し詳しく語っていきましょう。

腸内細菌は腸の壁にびっしりと張り付いています。そんな菌たちの様相を、おなかの菌の花畑（腸内フローラ）と言います。

とてもきれいでそれぞれの菌たちが集落を作り、咲き競っている様を連想できますね。

地上の、かつて咲き競っていたきれいな花畑の中にも、大雨で水害に遭って流されたり、きつい農薬で枯れたり、又土地の栄養不足で育たなかったり、又、反対に土地が汚染されることでかえって広がり続けるものもあることでしょう。

でも花は花。

どんな状態でもそれぞれの花は、やがて咲き、花粉を作り、甘い蜜を作り、種も作り、子孫を繁栄させようと願っているのです。

おなかの菌の花畑も、変わりません。どんな状態の中でも、必死で生き、花を咲かせようとしています。

そして腸の壁で育っている多くの菌たちは、人が与えてくれる食事のおかげで元気にバランスを整えて腸を守っているのです。

私が長年取り組んできた「便秘」や「下痢」とも、この腸内フローラは密接な関係があります。

快いお通じがつくようになったり、においが気にならなくなったり、おなかの張りが取れたり、又、下痢やゆるい便も形になっていくのは、おなかの菌の花畑の活躍によるところが多いのです。

快いお通じがあるときは顔の色が明るく、気が入っていることを体験したことがあると思いますが、腸の壁はお顔の鏡、腸が元気なのは脳も元気なのです。

良いおなかの菌の花畑は免疫力にも良い影響があり、クスリに頼る前におなかの菌の花畑のお手入れがとても大切なのです。

お母さんから頂いたビフィズス菌や乳酸菌、そして自分がつくりあげたきれいな菌の花畑は、大切に育て続けることを忘れてはいけません。

繰り返しますが、私は、善玉菌、中間菌（日和見菌）、悪玉菌と敢えて分けなくともいいと考えています。

本書では、おなかの調子が安定している状態を「善玉ネット」と表現し、おなかの調子が崩れている状態を「悪玉ネット」と表現します。

人の腸には、「悪玉ネット」の支配を受けず、「善玉ネット」でいようとする力が常に働きますが、体調によって、力の強弱は変わります。

たとえば、悪さをする為に存在している、いわゆる悪玉菌の代表ともいえる「ウェルシュ菌」。普段はおなかの調子が安定しているときは「善玉ネット」に支配されているのでおとなしくしていますが、体調が落ちて抵抗力のないときには、様子を伺って大暴れをします。

つまり「善玉ネット」に支配されていると、彼らの悪さは、あまり心配のないことなのです。だいたい、そのように、悪いと言われている菌も実は全体のほんの僅かで1パーセントにも満たないとのことです。

こうした、悪さをする菌が目を覚まし、「悪玉ネット」の支配にしてしまうのは菌のせいではなく、実はあなたの食事状況（偏食、肉食、暴飲暴食など）や体調不良や長年の便秘や薬などで起こるものなのです。

「悪玉ネット」はあなたへの「警告」と思って下さい。

悪玉菌を一掃することなど考えないで、自分の生活や食事が乱れてお腹に変調が起きたら「サインを送ってくれている」という気持ちで愛しているほうが、とても気持ちとしては楽ではないでしょうか。

「腸に迷惑かけたな」「菌たちへの愛が足りなかった」と反省して、おなかの調子を安定させるためにも「善玉ネット」の支配になるように気配りをしてほしいものです。「善玉ネット」の支配が安定すると悪いウィルスの感染も防ぐことができます。おなかの菌の花畑の手入れは医療費の出費を抑えることもできるのです。

長い間、薬局で、お客様から数多くのお腹の相談を受けてきて、私も勉強しました。不足していた知識も数多く学びました。

学んだことと実践の足跡を、頭の働きが元気なうちに、なるべくたくさんの方々に知っていただきたく、ペンを持つことにしました。

腸を丈夫にしたい人のために、腸内細菌の働きと食べ物の大切さをエッセイ風に解りやすく記しました。

おなかの菌の花畑（腸内フローラ）と健康のかかわりについて関心を持って下さった方々に、手に取っていただければこの上ない喜びです。

この本では、おなかの菌の花畑が身体に良いことをしてくれるという話を沢山記しておりますので、最後まで「へー、腸内細菌って、こんなに役に立っているのか」と楽しみながら読んでいただければ嬉しいです。

井原敏男

第一章　朝食抜きで、腸を愛することはできない

プレバイオティクスの宝庫、中札内村の思い出

私は農家に生まれ、少年期は決して豊かではなかった。それにもかかわらず高校に通わせてもらい、応援団として甲子園へ、そして3年には応援団長になってしまった。思うと貧しい中、親には多大な出費をかけたのだろうと昔を思い出す。

私の生まれ育った中札内村は十勝平野の中に位置する大穀倉地帯だ。小さい頃から、畑仕事を手伝ったものだ。主食だって麦と稲きびが主体で野菜はカボチャ、芋、キャベツ、ごぼうなど自給自足であった。砂糖も買えない時代でおふくろはビート（甜菜または砂糖大根ともいわれる砂糖の原料芋）を掘ってきて千切りにして、大きな鍋で煮だすのである。数時間で甘い液となったところでお汁粉を作ってくれた。砂糖大根の煮カスだって捨てずに、口にほおばり腹をいっぱいにしていたことを思い出す。あのおいしさは生きている限り忘れない。

食物繊維を欠かすことは無く、まさに食物繊維そのものが食事だった。所構わずの太い野良便をしたあとの爽快さも強く記憶に留まっている。ニシンの子の数の子を食

べるなんて遠い夢の話であった。利用価値の低いニシンの雄の白子を天日に干し、タンパク質としてそのまま食べたり、キャベツとふきの煮物に混ぜたりして食事を作ってくれた。ごちそうのひとつである小魚の佃煮を長兄は、どっさりとごはん茶碗へ運ぶ。

「兄ちゃんばっかりずるいや！」と文句を言っていたことを思い出す。タンパク質がごちそうだった。

おふくろは朝早くから夜遅くまで畑作業と食事の献立と子育てで苦労していたのだろうと思うと目頭が熱くなる。今は墓参りに帰省するが、村には昔の面影は少なくなり、機械化が進み、豊かな農村風景になっている。

寒冷に耐えることのできる畑作と酪農、畜産が主体の村である。

主要作物の豆類、小麦、馬鈴薯、ビートに加え、大根や野菜を育成している。畜産は牛乳、鶏のたまごとブロイラー、豚肉の生産が盛んである。

大豆、ごぼう、でんぷん素材としては芋、トウモロコシ、小麦、そして繊維としてはビート、豆類、根菜野菜等と、腸内細菌が喜ぶものがたくさん生産されている。つまり、プレバイオティクス（おなかの菌を育てる機能性のある食品）のオリゴ糖、センイ、消化耐性でんぷん（ヒトの消化機能で消化できないでんぷんの一部）の宝庫である。

大豆の枝豆特産品「そのままえだ豆」などをビールのつまみにしながら、大豆の刈り取りの手伝いで、とても腰が痛く辛かった収穫期を思い出すのである。

日高山脈の主峰、幌尻岳と青空のコントラストはとても絵になり、村民は活気があり、笑顔いっぱい、元気いっぱい、夢がいっぱいの農業村である。

村から離れ数十年も過ぎているとはいえ、腸を丈夫にするオリゴ糖、消化耐性でんぷん、食物繊維などが私の出生地で作られていることがとても運命的であり、村とともに生きている感を強く持っている。

腸を育てる素材がたくさんとれる生まれ故郷とは、本当にいいものだ。自分の元気のルーツはこんな環境から頂いたものと思っている。

「おはよう　今、ごはんあげるからね～っ！」

腸内細菌について勉強するようになって数年がたち、今では、朝食前、こんなに素直に彼らに語りかけることができるようになった。

ヒト以外の、虫や動物たちは、いつも食事の献立は変わらないし、元気に生き、子孫を残している。

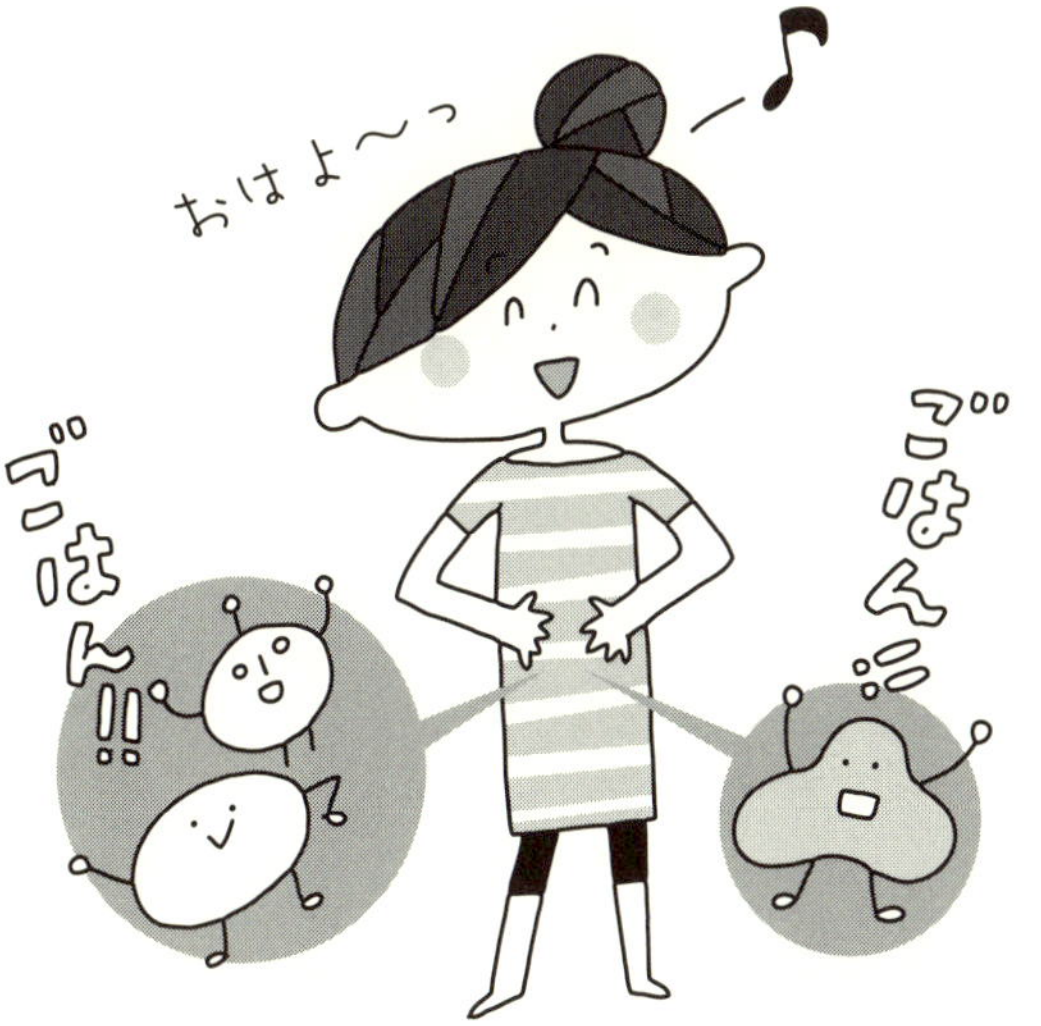

一方で、ヒトは雑食動物で、好き嫌いもあり、贅沢、美食、偏食、過食もし、ダイエットで食も絶ったり、常に身勝手な食べ方をして、腸内細菌の存在さえ忘れてしまう。食べ物と腸内細菌のことを知るうちに、ヒトって本当に自己本位の食べ方をしている、と見つめ直すことができるようになった。
おなかの中には100種100兆個の腸内細菌が棲んでいる。それらがヒトと共棲してお互いに助け合っていることをヒトはなかなか気付かない。

わたしは薬局を経営しながら、便秘の相談を受けたりしていたが、腸内細菌学の世界は大変難しく、なるべく触れない方がいいと避けていたと思う。勉強を始めて、何が一番、目から鱗であったかと言うと、腸内細菌が毎日ヒトと同じに食事を待っていて、発酵消化して、からだにいいものを産生し、細菌たちも子孫を残すため仲間たちと連携をとっているのを知ったことである。医食同源とか薬食同源とか、言葉では知っていたが、そこへ導くための腸内細菌の存在と、その働きの大きさは初めて知った。

クスリ屋として生業を続けて行く限り、とても腸内細菌を軽視はできないと思った。難しく考えずに自分に棲みついている腸内細菌たちをモルモット代わりにして「おはよう、今日は好物の野菜やごはんを届けるからねっ」とか「おはよう、今日は肉を食べるけどよろしくねっ」などと会話を積み重ね、研究していくことが大切と思っている。

腸に対して愛する心を持ち、腸内細菌たちと会話することで、おなかを中心とした健康体を作ることができるのではないかと思う。

朝食後のこなら（小さなオナラ）と温水シャワートイレ

「おはよう、今ごはんあげるからね～っ！」と、まず熱い味噌汁を一口二口飲むと食道から胃にかけて味噌汁の流れる感が心地よい。胃に収まると口の中に唾液が程よく溜まり始め、食べるものを口にしても充分に咀嚼できる状態になるのである。

食べ物は唾液と良く混ざり合い半ドロドロとなって食道から胃へと流れ着く。

家内のおかげで食事の中味は、腸内細菌が喜ぶ献立になっていて、「オリゴ糖よしっ！　消化耐性でんぷんよしっ！　食物繊維よしっ！」と心の中で発車点検をする車掌のように呟き、おいしくいただくのである。果物を少々最後に食べ、10分もしないうちに歩くごとに、ちいさなおならが合図をしてくる。

「きた、きた」便意が早くも伝わってきて、早くトイレに入りなさいとせっつかれる。このタイムがとても大切タイムであるわけで、全てのことを後回しにしてトイレに駆け込むのである。

便意がなくとも一度は必ずトイレに入り温水シャワーするようにしていると、一度はリズムが狂い、おさまった便意も又、元通りになるものである。
少しでも遅れたら漏れそうになるくらいに、せっつかれる。トイレに入り便意があっても、わざと温水シャワーで刺激を与えることにしているが、いざ出始めると、それは、それは1秒以内に殆どが出つくすほどの勢いだ。

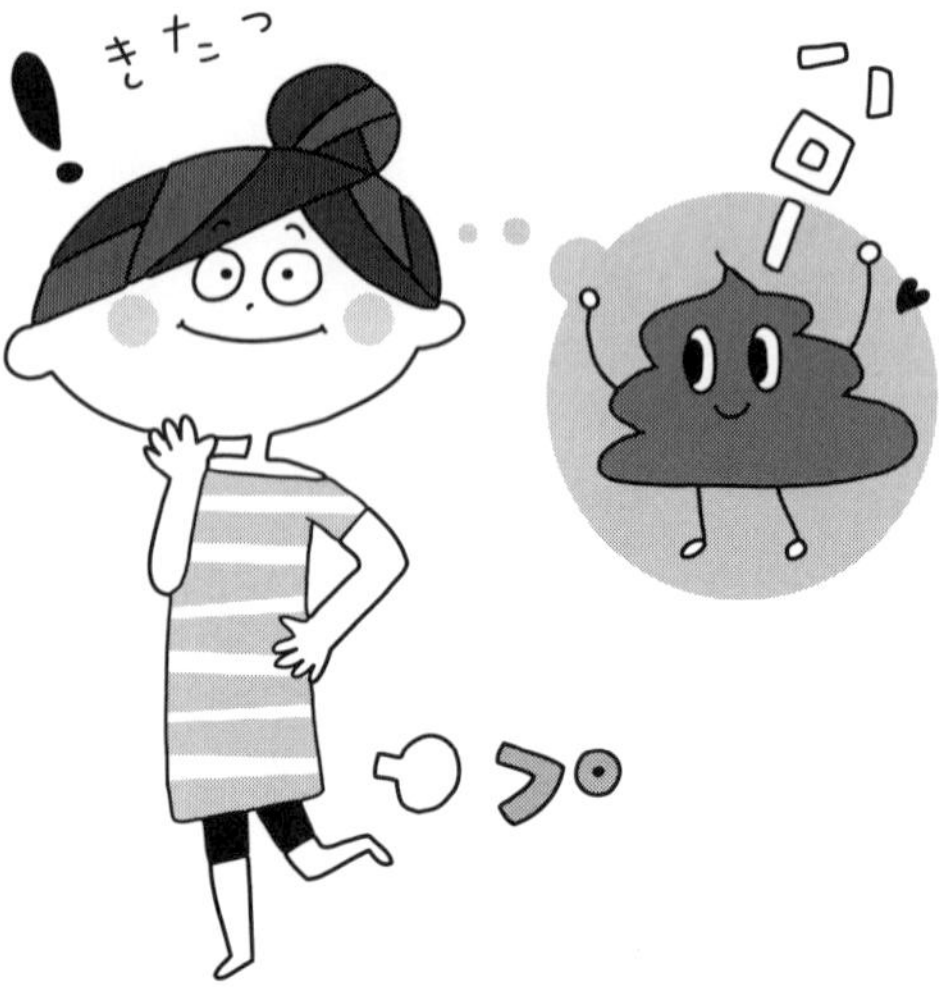

色よし！　形良し！　量良し！　ホレボレうんこの排泄の瞬間は爽快である。

これが私の毎日の生活のスタートである。

とはいえ、深酒したり、仕事が多すぎて疲労が重なると、夜中に目が覚めて再び寝付けなくなることもある。こんなときは腸も敏感でトイレリズムが狂っていくが、便意を再び定期的に戻そうとするとそれなりの技術と期間を要するものである。

健康な腸つくりは訪れる便意の瞬間を大切にしてリズムに逆らわないことが一番である。

「朝食」の恵みは良いことばかり

朝食の便意効果は前述したが、朝食を摂ると体温が上昇して、なにか体にエンジンがかかる思いになるものだ。ことに夏が過ぎ、秋から冬へと寒い季節がやってくる頃に、それを強く感じる。

朝、ご飯を食べた時、小汗をかいたり、寒かったり、おなかがすごく空いていた時に熱い食事を食べると体の芯からぽかぽかした経験があると思う。

熱いご飯、味噌汁、焼き魚など食べれば当然、身体は熱くなる。実は食べた食事が消化され吸収して、そのエネルギーが熱となって、すぐに消費されているということだ。

摂り込んだ食べ物によって、消費するエネルギーは栄養素により異なるらしいが、糖質で約6パーセント、脂質で約4パーセント、タンパク質で約30パーセントが体を温める。

アツアツの麺類より冷えたトンカツの方が暖まるしくみである。

つまり食事は、冷えているおなかや、目覚めの体にとっては、これからの活動の体温を作り上げる良い機会になるのである。

これを「食事誘導性熱代謝または特異動的作用」と言う。

「朝食」を摂ることで、糖質を得た腸内細菌は酪酸などの有機酸の生成が活発になり、蠕動運動（肛門に向かう腸の動き）を高めて便意も作り、身体も温かくなり、エネルギッシュに活動できると言うことだ。すなわち腸内細菌の動きを活発にして便意を迎えることになるのだ。

寒い時期になればなるほど糖質とタンパク質のバランスの良い朝食が良いことになる。

ごはん、味噌汁、野菜サラダ、卵焼き、焼き魚、納豆……やはり昔からの定番がいいのである。朝食を待っている腸内細菌のためにも……。

牛乳不耐症とヨーグルト

私が、長く、腸内細菌について教えを乞うているその道の権威がいる。ここでは仮にＹＭ先生としておこう。

そのＹＭ先生は、牛乳が合わない体質のことを牛乳不耐症という。通常これを「乳糖不耐症」と呼ぶが、この牛乳不耐症の方が言葉としてはわかりやすい。

幼児期の子供は牛乳を飲んでも下痢しないが、大人になって牛乳を飲むとおなかが鳴ったり、急に下痢をもようしたりする牛乳不耐症はやっかいだ。

ちなみに、二つの単糖が結合した二糖類（砂糖、乳糖、麦芽糖など）は小腸の粘膜上で単糖類に分解してから吸収される。

乳糖の場合はラクターゼ（乳糖分解酵素）という酵素で、乳糖をグルコースとガラクトースに分解して吸収する。

しかし、日本人の大人にはこのラクターゼが少ないと言われており、実際は幼児のときには問題が無かったが、大人になるにつれて牛乳を飲む機会が少なくなって、ラクターゼが減少していくようだ。

大人でも牛乳を飲み続けている人は、何の問題もなく消化されている。普段牛乳を飲んでいない人が飲むと、消化されない乳糖は大腸菌などの菌に利用されて発酵してガスがでて、膨満感に悩まされる。分解吸収されなかった乳糖により、浸透圧（濃い液に薄い液が流れ込むこと）により腸内に水分を溜めるように働くのである。

これが腸壁を刺激して蠕動運動が高まり、ゴロゴロ鳴り、下痢の症状も出てくる人もいるわけである。

牛乳でも乳糖が約4・5パーセント含んでいるものもあるので、200ミリリットル飲んだとすると約9グラムの乳糖を摂ることになる。牛乳を飲まなくなっている大人には膜消化がかなりきついと考えられるのである。ただ、乳糖も大切なエネルギー栄養素でもある。

もし乳糖をうまく取り入れたければ、プロバイオティクス（他の生物を助ける細菌あるいは微生物）の菌類（乳酸菌ほか）を使って、栄養の豊富な牛乳を発酵させてヨーグルトとして食べる。

そうすれば牛乳不耐症を緩和できると言うものだ。

もっとも、ヨーグルトの中に生きている乳酸菌を取り込むのも良いと言われるが、起床後の空腹時は、胃の中のペーハーは酸性に傾いている分だけ、取り込むのは厳しいのではないか、とも考えられる。空腹でヨーグルトを食べるより、食事で胃酸を中和した食後に食べるのがいいようだ。

「腸寿」日本の食は腸に力をつける

「腸寿」などという造語を見たことがあるが、腸を愛する習慣の延長線上の言葉として納得できる。

日本は長寿国として、世界各国で注目されている。

そして「長寿食」寿司の世界的な人気の高さは、いろいろな報道場面で目にすることができる。しかも経済大国のお金持ちの人には格別人気になっている。

この寿司の良さは魚介類のネタと米のコンビネーションが絶妙にマッチするところにあるようだ。特に米は糖質として腸内細菌の健全性を支える決め手でもある。

ＹＭ先生はことのほか米が腸に良いという。消化耐性でんぷん（ヒトの消化機能で消化できないでんぷんの一部）の一つが含まれ、結腸（大腸）の嫌気性細菌（空気を嫌う菌）の格好の餌となっているそうだ。

お米のでんぷんには「アミロース」と「アミロペクチン」の二つの成分があり、そのうちの「アミロース」が多いと、固めで、パサパサ感が強くなる。ただ、「アミロース」度が増してくると、消化耐性でんぷんとして腸内細菌の餌になる比率が増え、腸を丈夫にしてくれる。

消化吸収が良すぎるおもゆでは腸が強くならない。

農耕民族であった日本人は、主食は米、芋類。おかずとしては野菜、果物などの植物性のものとともに、海洋に取り囲まれた国ゆえ海産物も豊富である。

腸内細菌を育てる絶妙の献立である。そして先人達の知恵である醗酵技術で、旨味と栄養と保存性を引き出している。まさに日本食は腸内細菌たちにとっても、健康的な食べ物でもある。

とはいえ昔の日本食は、タンパク質や脂肪が不足しがちであったようだ。その証拠に、テレビが普及した時代に「タンパク質が足りないよ～」というコマーシャルが頻繁に流れていたことを思い出す。

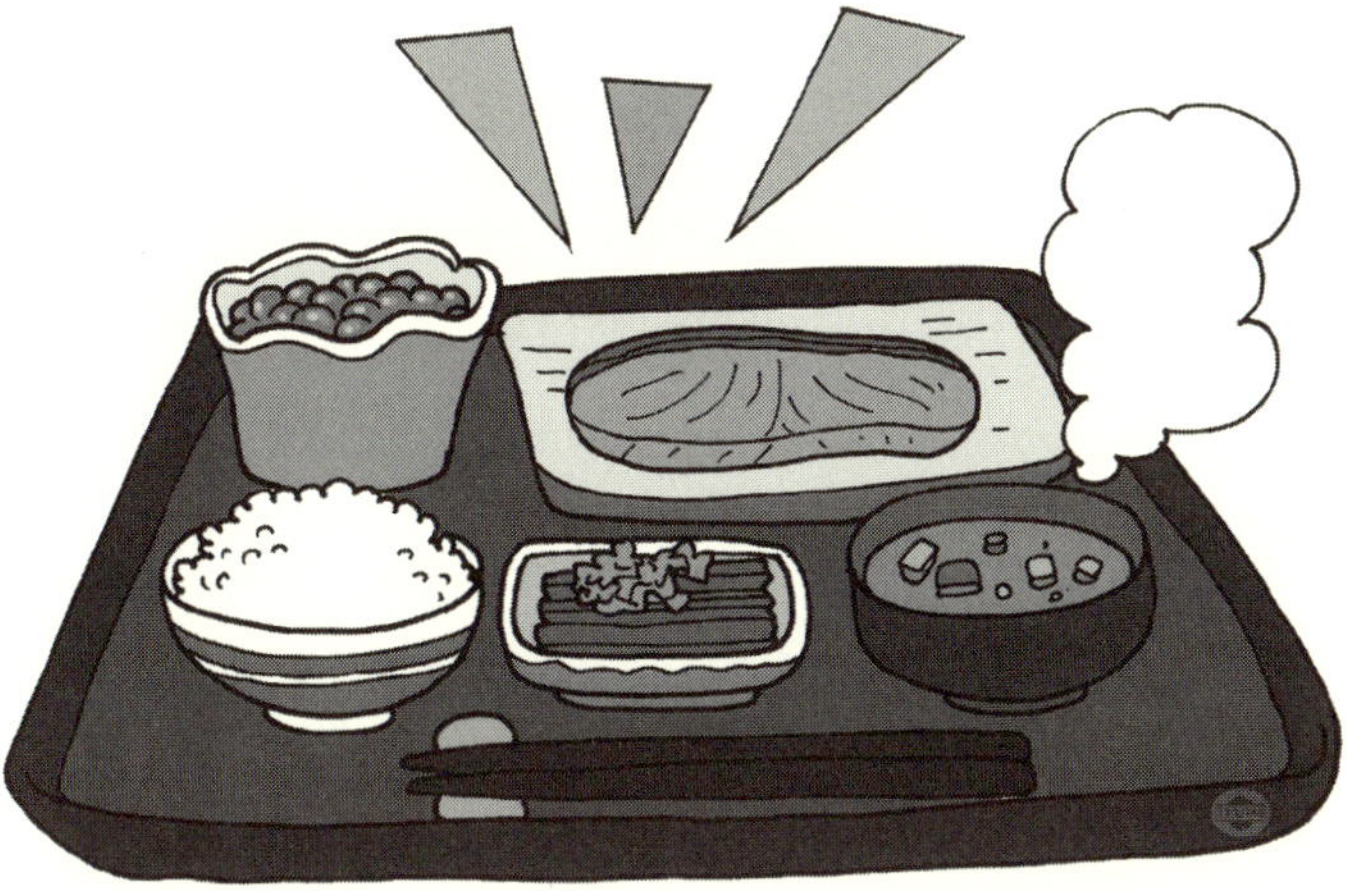

しかし、経済成長で食生活の中味も変わってしまった。今はタンパク質、脂肪が多くなり、逆転していることに憂慮せざるを得ない。もっと日本食を見直してほしいものだ。

日本食の良さの一つは、オリゴ糖のような機能性成分がたくさん含まれていることで、それらが腸内細菌のうちのビフィズス菌や一部の嫌気性細菌によって発酵される。

それによって腸の血流がよくなり、栄養素の吸収は盛んになる。便秘やストレスで悪くなっていた血流を改善し、血流が良くなることで蠕動運動を活発にする。

日本人は良いと言われたことは盛んに取

り入れる人種であり、健康を維持しようと努める。発酵乳は腸を整えるといわれているのでヨーグルトは市場をにぎわしている。

日本には伝統を誇る納豆、漬けもの、さらに日本の国菌と言われている「麹菌」を活かした食品は数多くあり、発酵によって長寿日本を支えている。

第二章　便秘について、ちょっとなるほど

短期型便秘症あれこれ

私と腸とを結びつけるキッカケとなったのが、便秘だった。

ヒトの健康にとって、正常に出るべきものが出るのがどれほど大切かは、言うまでもない。薬局の経営者として、30数年の間に受けた相談の多くも、またこの便秘の悩みであった。

どんな相談を受けたか、平均的な事柄を述べさせていただきたい。

「短期型便秘症」という活字は医学書には載っていないが、字のごとく短期的又は一次的な便秘で、おおよそ症状は3～5日くらい。一時期を過ごすと、また元通りになるヒトのことをいう。医学書解説なら単純性便秘のことと考えて頂ければよろしいかと思う。

刺激のあるものを偏って摂りすぎた、腸のバリウム検査を受けた、鎮痛剤を集中して服用し続けた、1週間くらい旅行に出かけた、時差ぼけが取れていない、ハードなビジネスが続いた、排便タイムにゆっくりトイレに行く時間を失った等々が原因で起こす便通停滞である。

　こういった症状では、刺激性便秘薬はなるべく使用しないのがいい。対応策は自然なお通じを待つ為にきちんとした生活リズム（食事も含めて）を励行することと、温水シャワートイレタイムを確保することである。

　便秘薬を服用すると癖になるからなるべく服用しない、と考えるヒトはそれなりに正しい。それでも2～3日を過ぎて便意が無いと、便意がないこと自体がストレスになる危険もあり、何らかの処置をした方がいいようだ。

　このようなときに、服用を奨めたいのが塩類下剤の中の「酸化マグネシウム」主剤の便秘薬である。浸透圧性下剤ともいう。

　便秘薬の第1選択肢に掲げられ、現在も多くの医師が処方している。この「酸化マグネシウム」は、ただ飲めばいいものではなく、正しく効かす工夫と知識が必要である。酸化マグネシウムは1回1グラム以内をコップ一杯（150ml～200ml）の水又は白湯で服用する。一番目に胃を通過する訳だが、その胃の中のペーハーは強酸（4～5）の状態が良い。酸化マグネシウムは胃内で胃酸に化学的に反応して塩化マグネシウムに変わり、次に十二指腸から小腸上部で腸液に混ざり合い、炭酸マグネシウムとなる。

炭酸マグネシウムになってはじめて水分を腸内にとどめる作用が出てくるのである。

摂った水分が腸管から漏れないようにして、また浸透圧により腸管側より水分を内腔に引き込み、腸管内に水分を保持する。

あとは腸管の蠕動運動を器械的に導き、たっぷりの水は前へ前へと進んでゆき、硬い便、詰まった便をやさしく、軟らかくして洗い流す様に解決してくれるのである。

短期型便秘症の人にとってはとても理にかなっている便秘薬であり、癖にならず、便のコントロールをできることで重宝な薬品である。また、服用量を増減することで便の固さも調整できる。

良いことにマグネシウムはヒトにとても必要なミネラル（微量栄養素）で、体内のマグネシウム不足による色々な症状の緩和につながる一面もある。ストレス性の筋のけいれん緩和、尿路結石予防などマグネシウムの効能は多いが、併せて過剰症もあるので注意も必要である。腎臓疾患のある人は主治医又は薬剤師に相談するのが良い。

便秘症の方で枕が変わるとたちまち便が出なくなるという方は、旅行前から酸化マグネシウムでコントロール方法を身に付けておくと、どこに行っても毎日一定の時間に便意があり、グルメも控えめにしなくともよくなることをお伝えしておこう。

ストレスの緩和にもマグネシウムの補給がよいことから、短期型でストレス型の便秘には酸化マグネシウムをお奨めする。

通称「カマ」とも言い、便秘薬として日本では年間延べ４５００万人のヒトが使っている安全な薬である。

30年以上の相談体験から得た結果だが、使用感はとても良く、短期型便秘に勧めたい。

腸内細菌もマグネシウムを栄養源として摂っているようであり、腸を愛する側面からも、短期的な便秘を複雑にしないで解決するものとしてお勧めできる。

長期型便秘症あれこれ

通常、医学では慢性便秘症とか症候性便秘症（便の通過を妨げる病気）と言うが、ここではあえて「慢性便秘症」を長期型便秘症という呼称で語ろう。

タイプとしては便秘薬を毎日欠かせない人となるが、きちんと腸内検査をして、特に大腸に異常が見当たらないタイプでもある。

全体的に腸に筋力が無く、下垂傾向にある人で女性に多いと思うが、とにかく便秘薬の力を借りてすっきりしたいと頑張っている人も多い。

長期に市販便秘薬を買い続けたり、効かなくなれば、銘柄を変えたりしている人もいれば、慢性疾患で通院しながらそのついでに便秘薬を数種処方してもらって帰ってくる通院者も多い。

少食で食物繊維が不足していて、水分もあまり摂らず運動は少ないケース、朝食をとらないことから生ずるケースも多いのではないだろうか。

腸内細菌の元気がよく、バランスが整っているときなら、生薬の刺激性下剤は良く効く。

ただし大黄、センナ、アロエなど大腸刺激性下剤を飲み続け、そして増量するようだと、より腸内フローラのバランスも悪くなりがちだ。

漢方薬の多くは、腸内細菌の発酵力を借りてその薬の効能が引き出される。だから、腸内細菌の活力とバランスが悪くなると、漢方薬の効き目も低下してしまうわけだ。

そこに悪循環が生まれる。漢方便秘薬の効きが悪いと、なんとか少しでも効くよう

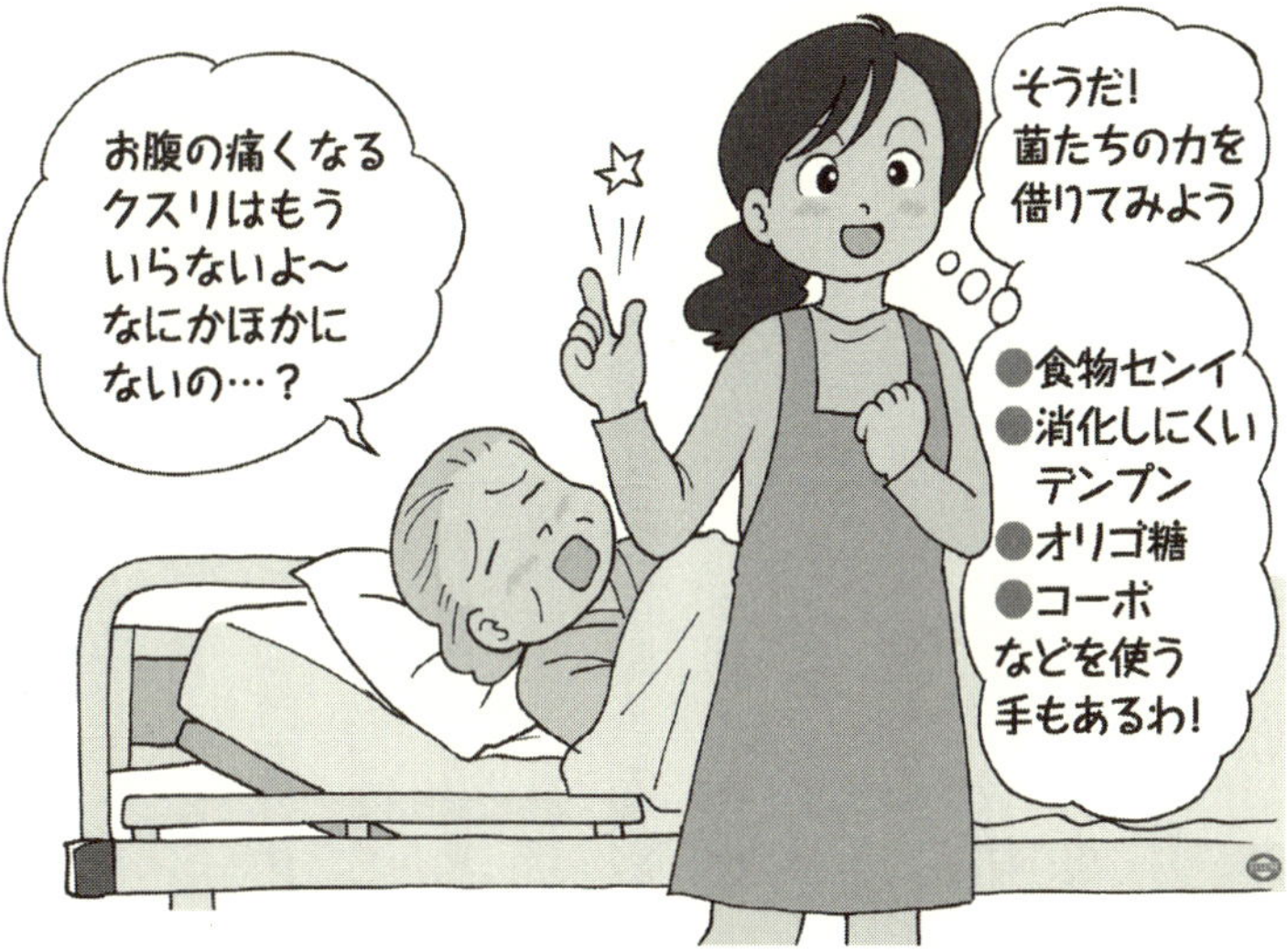
お腹の痛くなるクスリはもういらないよ〜なにかほかにないの…？
そうだ！菌たちの力を借りてみよう
●食物センイ
●消化しにくいデンプン
●オリゴ糖
●コーボ
などを使う手もあるわ！

にと、長期にわたり服用し、大量な服用に繋がっていく。

そして毎日刺激を与えられる腸も慣れが出てきて反応が鈍くなり、服用に応じた蠕動運動も起こりにくくなる。マンネリ化して、状況は好転しない。

便秘薬は必要な薬剤であるが、せめて一緒にオリゴ糖、繊維、消化耐性でんぷんを摂り込み、そして腸内フローラの発酵を支援する酵母菌などを含む食品を摂ってほしい。まずは、腸内環境の整備が大切なのだ。

便秘症解決の糸口はあるので、つよい気持ちで腸を愛して頂きたいものである。

腸内環境が悪玉ネットの支配傾向であるなら、ピコスルファートナトリウム（ラキソベロンなど）系の便秘薬が良く効くが、効力にマンネリ性が出てくる。そのようなときはセンナなどの便秘薬に切り替えると再び効き目が見られるので、同時にオリゴ糖などの食品を摂り込むと通じが維持されるようになるものである。

便秘薬から縁が切れることに越したことは無いが、切れるチャンスはいくらでもあることをお伝えしたい。もう悩まず前を向いて、お通じの専門家になっていただきたい。

とにかく、複雑に考え、遠回りしないことが大切である。周りの人が良いといったからといってあなたに良い保証は無いのである。

腸内細菌たちとともに生きなければ、腸を守ることが出来ないのである。

主症状は便秘、それとも随伴症状

30数年便秘改善に携わってきたわけだが、便秘薬のみで便秘が必ず治るとはいえない経験を多く見聞きしている。また一方で、便秘とともに様々な症状が出てきた時、

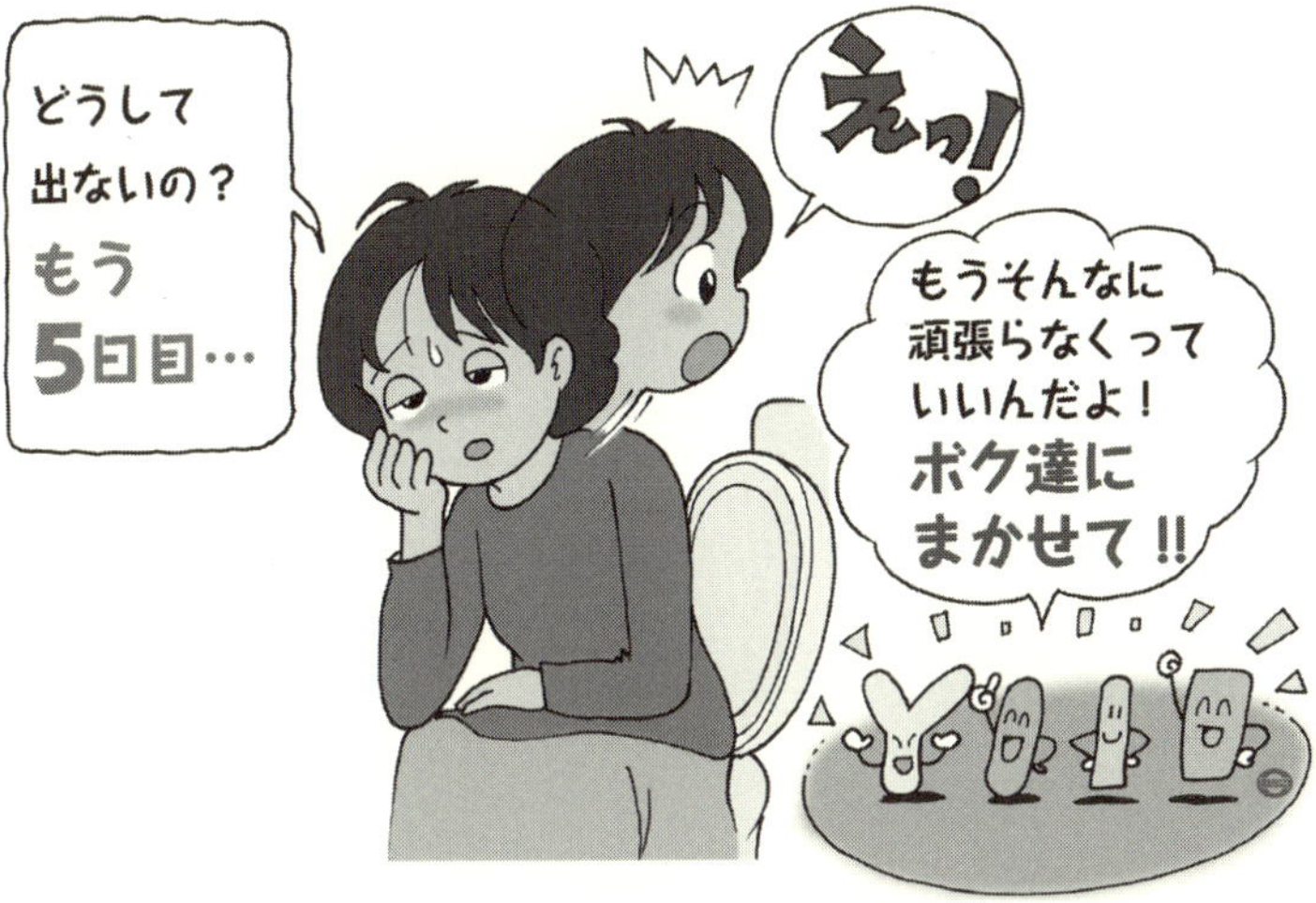
どうして
出ないの？
もう
5日目…
えっ！
もうそんなに
頑張らなくって
いいんだよ！
ボク達に
まかせて!!

症状ごとに何種類もの薬を使うことで、かえって状態を悪化させるケースも多く見た。

便秘に伴う症状として、頭痛、頭重、のぼせ、肌荒れ、吹出物、食欲不振、腹部膨満、腸内異常醗酵、痔などの随伴症状がある。これらを緩和するのが本来の便秘薬の効能だ。便通がつけば随伴症状は緩和されていく。

ただ、ときには、便秘に伴う随伴症状のほうが主症状で、便秘は随伴症状ではないかと、思われることもある。

薬の服用によって便秘が起きることもある。たとえば抗コリン剤（抗うつ剤、抗ヒスタミン剤、不整脈を抑える薬剤）

などは胃腸を支配している神経に影響を与えることがあるが、使用し続けることにより便秘を伴うこともあるわけだ。

いずれの場合も腸内フローラの機能が落ちないように、便秘薬や症状ごとの薬にばかり頼らず、オリゴ糖、消化耐性でんぷん、各種繊維質の摂取を積極的にすることで、かえって好転する結果も得られることも多い。

1症状で1薬剤を服用し始めると、5つの症状で5つの薬剤を服用しなくてはいけなくなる。そんなことになろうものなら、腸が荒らされて腸内フローラを健全な状態に保つことが困難になる。

便秘の辛さは本人しか解らない。こんなときに多弁な理屈は不要と思い、私は、体に無理なく痛みの伴わない浸透圧性下剤「酸化マグネシウム」をまず選んでみた。それで便通を引き出し、併せて腸内フローラの改善の為になる方法を、何年も試行錯誤しながら取り組んできたわけである。

重症の便秘症だった人から「おかげさんでもう便秘薬に依存していないわよ」と言われたときの感動はずっと共有していたいと考えている。

胃酸を抑える治療と便秘薬の選び方

ある医科大学の内科学の名誉教授からこう言われた。
「胃酸過多の辛い症状を訴えて受診する患者さんが多くなっているので、胃酸の分泌を抑制する薬がよく処方される時代になった」
と。読者のみなさんの中には、熱く燃える火のような胸焼けを、ちょうど水で消すように制酸薬を飲んで抑えた経験がある方もいるだろう。今では処方薬で数時間から丸一日中胃酸を抑え続ける薬も汎用されているようだ。

胸やけ症の患者さんにとっては何よりもその薬の効果のてきめんで、ありがたさを感じるだろう。が、結果として胃内の酸性度は低くなる。そうなると、胃内で細菌が異常増殖するおそれが生まれる。

このような胸焼けを訴える方が、さらに便秘を訴え、便秘の治療目的に同時に「酸化マグネシウム」を投薬したらどうなるか？

前述した通り「酸化マグネシウム」の効く条件は胃内の酸性度が高いほうがいいの

だが、酸を抑える強い薬と酸を求めて効果を発揮する薬を同時に処方したら、ぶつかり合って、後者の処方の意味が無くなる。

しかし、以前、ある高名な医師のお話を聞くと、

「現場では、あまりそれを気にせずに漫然と両方処方していることが多い」

と現実を危惧しておられた。

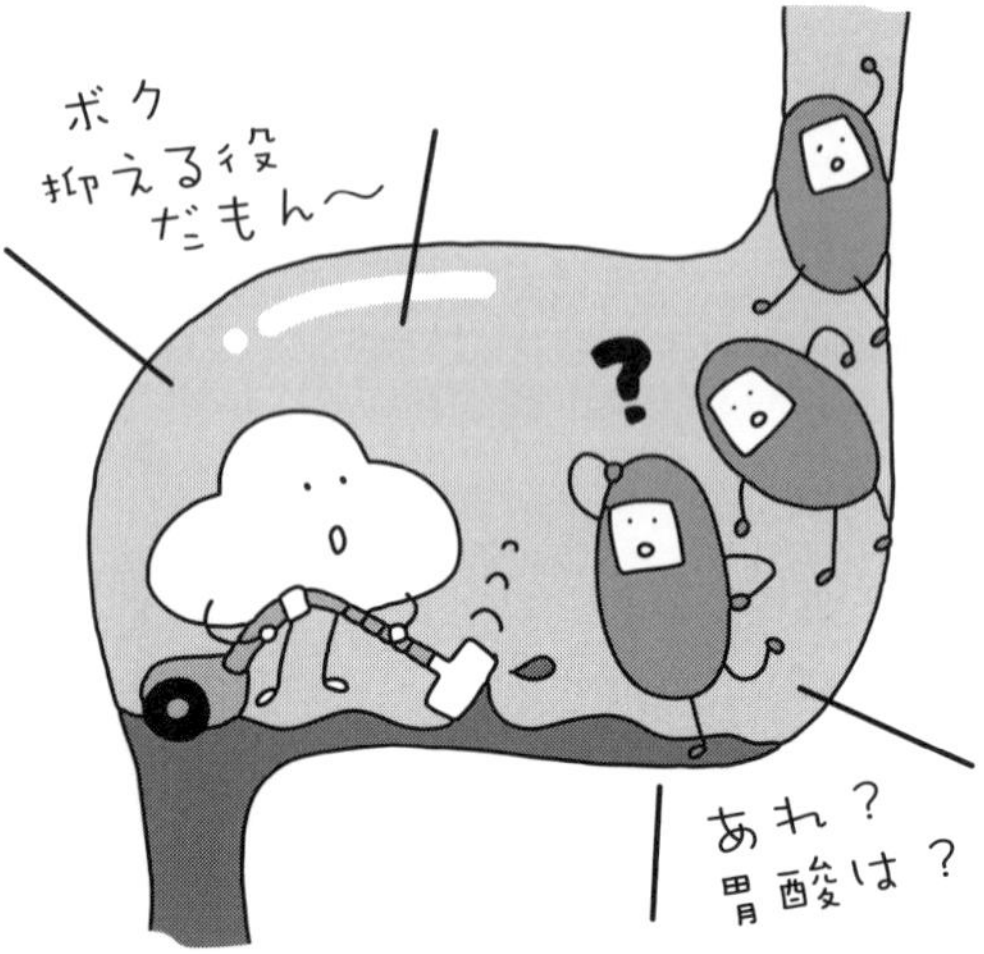

このような処方箋に対して調剤薬局の薬剤師さんは処方医に、疑義意識を持って問い合わせても良いのではないかとも言っておられた。
便秘で腹圧が上がり、胃酸を食道へ押し上げるために胸焼けが生ずることもある。
便秘を早く治すことで過度の胃酸分泌を抑えることもあり得る、ならばその時には、まず便秘薬のみを処方して

もいいのでは、と考えるこのごろである。

便秘と発酵と腐敗を知る

便秘の相談を受けながら、よく思うことがある。

ときに「おなかが発酵して苦しい、何とかならないか」と便秘症の患者さんからお電話を頂くように、どうも発酵という現象は体にとって受けがたい悪いことと勘違いしている方が少なくないのである。


この場で復習の意味で発酵と腐敗について述べる。

「発酵」とは、微生物によって有機物質を、ヒトにとって有益な物質へ変換されることをいう。酒や味噌、醤油、納豆などは、すべて発酵によって生まれた発酵食品である。

発酵菌は糖質（食物繊維、オリゴ糖、消化耐性でんぷん、多糖類）が好きで、主に糖質を分解する。

「腐敗」とは、微生物によって有機物質を、ヒトにとって有害な物質へ変換されることをいう。

腐敗菌はタンパク質（肉類、魚類）が好きで、主にタンパク質を分解するのである。便秘なら、発酵ではなく、腐敗が助長される。脂肪食のヒトなら胆汁酸を利用する細菌が増え、悪い二次胆汁酸が作られるようになり、発がん物質を作る原因ともなる。もっとも発酵も腐敗も微生物のなせる化学反応なので、きちんと分けるのは科学者でも難しいらしい。

一般的に腸内細菌を善玉菌と悪玉菌と言うように分けて表現されているが、もちろん、学問的に分けられているのではない。菌の善悪は簡単には断定できない。発酵と腐敗の関係も同様で、一つの細菌が発酵もして腐敗もしたりする。

だから善玉ネット＝発酵、悪玉ネット＝腐敗として理解するとわかりやすいかも。便秘は、いわばその悪玉ネットの支配がより強くなった状態といえる。

おなかの中においしい発酵物を蓄えるか、臭いにおいを発生させる生ゴミを蓄えるかを想像するといい。

そうなると、食事の内容の選択が大切になる訳である。

「発酵の連鎖反応」という言葉がある。あるAという細菌が糖質を食べてX物質を作り出したとする。次にBという菌がX物質を食べてY物質をつくり出す。次にCとい

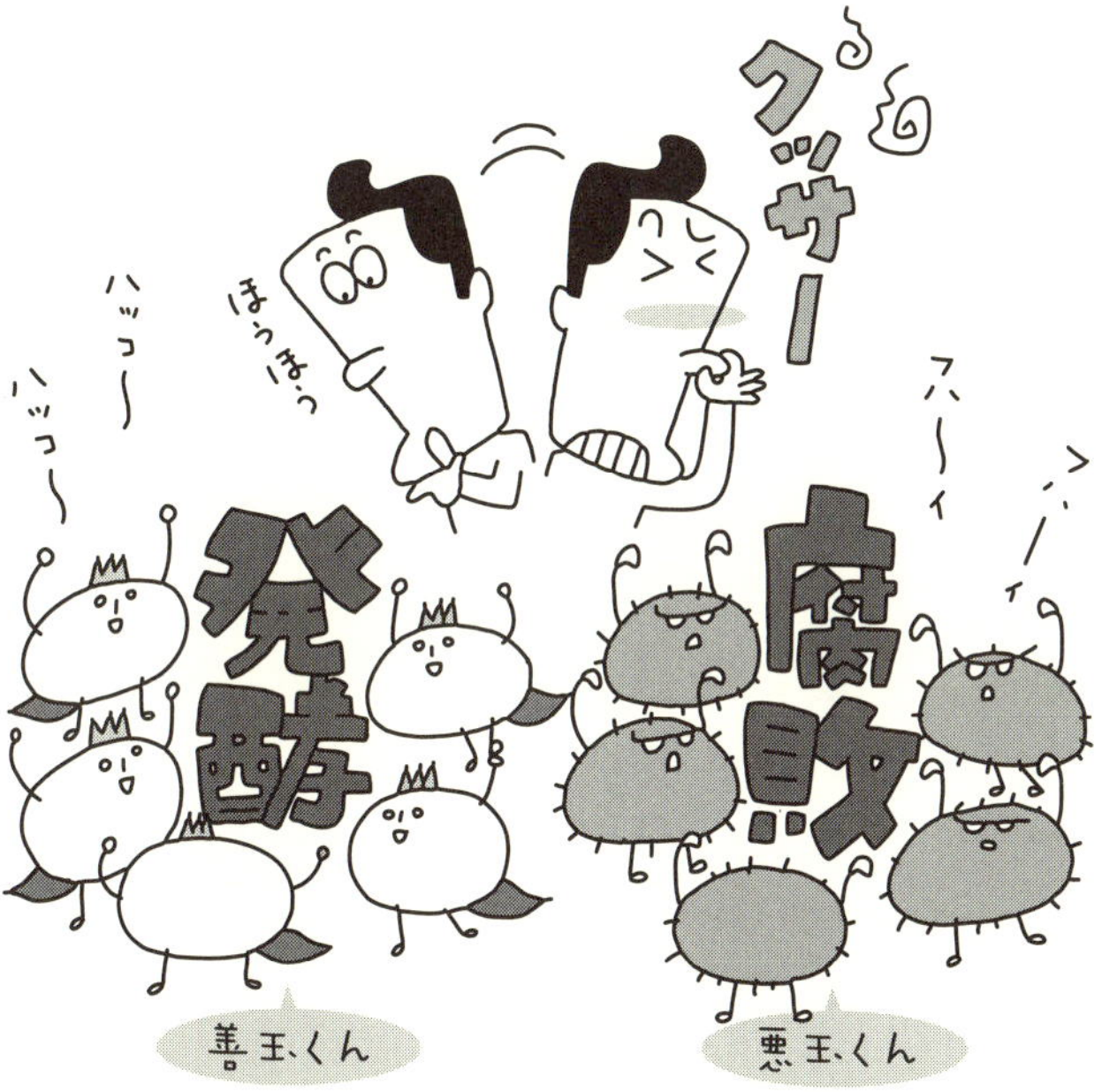

う菌がY物質を食べてZ物質をつくり出すというように、食べ物の好みの違う細菌が混在しているために、最初のAと言う細菌がきっかけでいろいろな細菌が恩恵にあずかっていく。これが発酵の連鎖なのである。ネットワークができるのである。

発酵の逆の腐敗も同様で、どんどん生ゴミが増えて行く。

心配は無用である。腸内細菌も安定的にヒトがバランスの良い食事を与えると、平穏な腸内が育ってくる。食生活が乱れ、偏食などで栄養素の摂取バランスが乱れたりしなければ、生ゴミばかり増えたりはしない。
まずは腸を大切にする気持ちをみんなが持てばいいのだ。

便の中味と形と量と腸内発酵の関係

便の中味の70％が水分で10％が食べ物の未消化物で、10％が腸内細菌とその死骸、10％が腸の上皮粘膜が剥がれ落ちた垢（あか）と学んだが、多少の数字的な誤差は容赦いただきたい。

70％の水分で便を作るとすれば、これ以上水が増えると軟便、またそれ以上増えれば下痢と言うことになる。当たり前である。

10％の食べ物の未消化物を含む便は、繊維質が多いと言うことでもあり、そして保水状態は保たれていると言うことだ。

10％の腸内細菌やその死骸が確保されていると言うことは、腸内細菌が腸内で増殖環境になっていて、有機酸も作られていると言うことだ。

10％の剥がれ落ちた腸の上皮粘膜があるということは、粘膜上皮の新陳代謝は活発でエネルギーが必要とされていることだ。有機酸生成量もそれだけ多くなると言うことである。

1回の便として、これらの総量がバナナ1本の量が理想であったとすると、この中味の比率が同じでバナナ1・5本の量になったとしたら腸内発酵度はますます理想の状態で保たれていることになる。逆に0・7本くらいになったとしても毎日リズムが良ければ、そんなに考え込むことは無用である。

便の量が多いとか少ないとか、よくお電話を頂いたりもする。それだけ腸に関心を持って、前向きに生活されている方が多いから、と私は嬉しくなる。

便器の底から1本の便が切れ目無く姿を現している時などは、便に声をかけたくなる気持ちになるものだ。すがすがしい気分になれるのである。

だが、スムーズにお通じが出来ない人たちにとって「いい便作り」は今日明日にすぐには出来るものではない。便秘や下痢、軟便で気になっているが改善に向けて行動を起こすには、きっかけが必要なのだ。

排泄に関する情報をコツコツ集めるうちに、不思議と意識が高まるものである。まず手始めに、こんなところから始めてみたらどうだろう。

1、薬を使用しつつも、排便タイミングを掴む方法を探す。（排便タイムを確保する、温水シャワーのあるトイレを使用する、半身浴の励行する、など）薬に頼り切りの生活から気持ちを切り替えてみる。

2、薬の併用を進めながら食事に変化を付ける。（和食中心としてごはんと味噌汁は必ず食べる、納豆、漬け物、焼き魚なども食べる）

3、薬ではない奥の手を残している安心感を持つ。（腸内細菌の発酵を支援する補助食品の摂取など）

便秘や下痢の原因の一つに薬の作用もある

便秘を訴えているので便秘薬を、下痢を訴えているので下痢止めを販売する、と言う小売り薬局の品定めは簡単なようだがとても難しいのが現状である。

便秘症の方に大腸刺激性下剤を販売するとき、吐き気や腹痛が伴っているお客さんは避けなくてはいけない。又、腸の炎症や狭窄（狭くすぼまっていること）も危険信号だ。

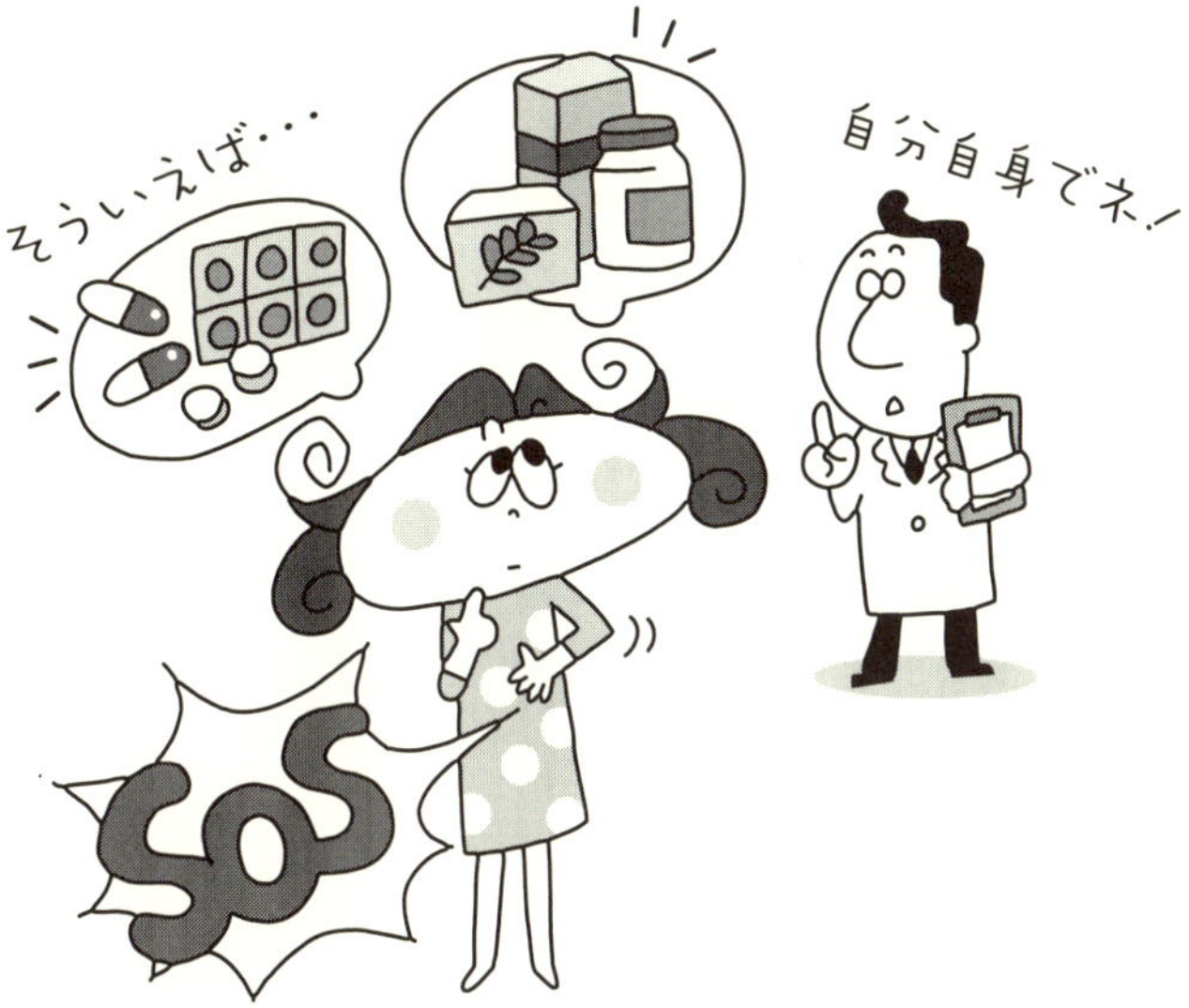

下痢止めを販売するときも同じで血便や粘液便、吐き気、熱はないか、痛みと膨満の程度はどのくらいかなどを問診（状況を尋ねる）しなければならない。

下痢は腸内の有害物質を外に排泄しようと言う生理現象なので、無理に止めると、症状として厄介になるケースもあるので注意が必要である。

腸内フローラが悪玉ネットの支配になって下痢をする場合も意外と多い。しかし腸内フローラのバランスを整えるプロバイティクスなどの服用で1〜2日で回復する場合もある。

また、大腸刺激性下剤を長期間服用しているお客さんの便秘の相談は、慎重にしなければならない。

薬剤耐性（その薬が効果を発揮しない）が出ていて、似ている効力のものを銘柄だけで買い替えている人も多いので、詳しく話を聞いた上、指導しなければ、改善に繋がらない。

漢方薬だから穏やかに効くと言っても、たとえば長期型便秘症の腸内フローラは漢方薬を発酵分解する力が不足ぎみで、せっかく服用した漢方も効かすこと無く無駄な薬になってしまうこともしばしばある。

便秘を起こす可能性のある薬の代表は、前にもあげた抗コリン剤（抗うつ剤、抗ヒスタミン剤、不整脈を抑える薬剤）などである。これら腸管の神経に作用する薬は蠕動運動機能と胃結腸反射能を落とすことから、特に排便のコントロール方法については慎重に指導しなければならない。

そのほか、制酸剤、鎮痛剤、Ca拮抗剤、咳止め、パーキンソンの薬なども同様に注意をして指導しなければならない。

また、下痢を起こす可能性のある薬に抗生物質、抗癌剤、甲状腺ホルモン剤、鉄剤などがある。

いずれにしても便秘も下痢も連用する薬の影響で、色々な症状を予想しなければならないが、そんななかでも、どちらの症状にでも差し支えなくできることは、日々の生活によって腸内フローラのバランスを整えることであろう。

おなかのセルフメディケーション（自分の健康は自分で守るということ）の主治医はあなた自身だといえるのではないだろうか。

第三章　下痢・軟便について、ちょっとなるほど

プレッシャーに敏感なおなかの菌の花畑

多くのヒトが経験する腸内異変は、プレッシャーの連続によるストレス症候群として現れ始める。

排泄器官を例にとると判りいいかもしれない。ストレスによる便秘とか下痢は誰でも経験するものであり、胃腸の粘膜を保護する粘液が出なくなったり、胃酸が多く出過ぎたり、腸の動きが悪くなったり、腸上皮の血の流れが悪くなったり、また、食べ物の水分の吸収が落ちたりする。

そのヒトのおなかの菌の花畑（腸内フローラ）が安定しているときの粘膜は、免疫機能の最前線として働くＩｇＡ抗体を含む粘液に覆われて滑りがよく、病原菌も付着しないようになっているのである。この状態ではおなかの菌の花畑がしっかりと形成されている。

しかしプレッシャーの連続で色々なトラブルが常態化し、とりわけ胃酸が多く出過ぎると色々な意味で大変なことになる。

胃酸を24時間抑える薬を飲むと、小腸に雑菌が侵入して腸に良いことはないだろうし、胃酸が強すぎると、おなかの菌の花畑を整えたくとも、届ける菌は胃酸に殺菌され、届けることが出来ない。

強いプレッシャーを乗り越えるときは、基本的におなかの菌の花畑のことを第一に考えることが大切である。

腸内細菌にご馳走をとどけることを中心に食環境を整えることだ。そして快便を呼ぶことである。「腹が座らなければプレッシャーに勝てない」と思うのである。

おなかの菌の花畑が求める消化耐性の糖類を与えることで、腸内細菌は二次的に有機酸（短鎖脂肪酸）をたくさん出し始める。そうすることにより腸は機能し始めてくれる。腸は第二の脳であり、腸が元気になるのに併せて脳もとてもすっきりするものである。

血の流れも良くなり、だぶついた水分も血管内に引き込まれるようになり、下痢の症状もとれてくるのだ。

腸内細菌が喜ぶこと、すなわち、アルコールを控え、腸を冷やさない、ごはんを食べる、繊維を摂る、薬漬けにならないように心掛けることだ。

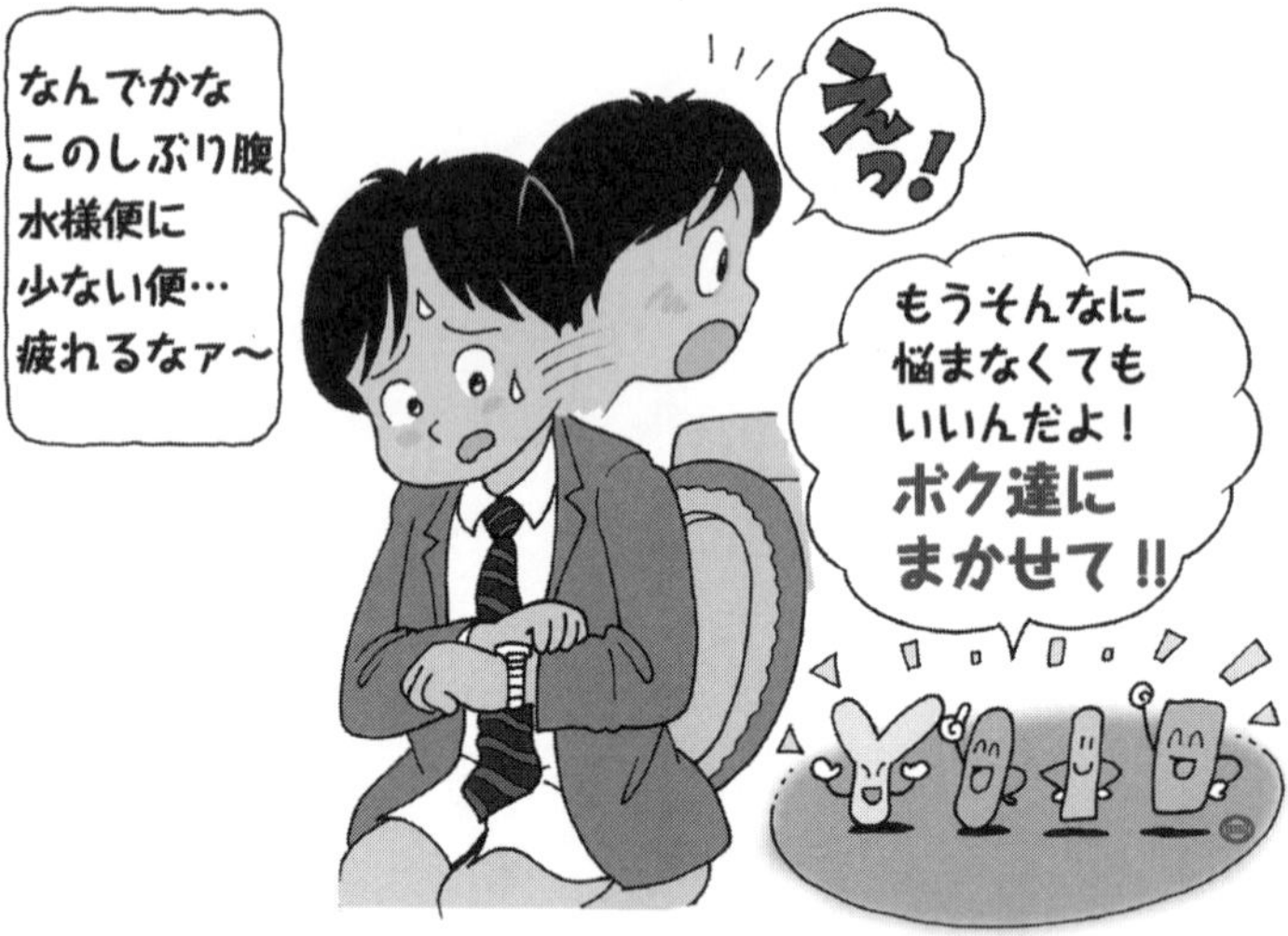
なんでかな
このしぶり腹
水様便に
少ない便…
疲れるなァ～
えっ!
もうそんなに
悩まなくても
いいんだよ!
ボク達に
まかせて!!

一連の心がけからおなかの菌の花畑は変化をし始め、排泄に関して良い結果が表れるのだ。

もちろんすべてがそうとは言えないが、セルフメディケーションとしては大いに参考になろう。

人生いつもプレッシャーと向かい合っているが、それを貯め込むのはストレスとなって良いことはない。人の身勝手で、おなかの菌の花畑を荒らしてはいけない。

「過敏性腸症候群」とは、何とも厄介な症状だ。「座る腹」を作ることだ。少しくらいのことには動じず、ドーンと腹を据えて当たることだ。

何事も程々に「今日は少しプレッシャーをかけすぎたみたいだ。ごめんよ」の気持ちで腸を愛してほしいものである。

過敏な腸にもおなかの菌の花畑で緊張を解く

厄介な過敏性腸症候群も軽症の時期に、人体に良い影響を与える微生物であるプロバイオティクス、それを助けるプレバイオティクスを摂取することで、より良い効果が得られる。

だいたい、この病気にかかるのは仕事や生活にまじめで責任感のあるヒトが多いものだ。

電車で通勤中、降車駅に到着するまでにいつどこで、腹痛と下痢に見舞われるかと常に心配しているうちに、各駅のトイレ事情にまで詳しくなるそうだ。

過敏性腸症候群（ＩＢＳ）も軽症のヒトが70％、中等度のヒトが25％、重症のヒトが５％くらいの割合でいるそうだが、ここでは軽症度のヒトの参考になるケースをあげたい。

一応、腹痛、便意頻繁、軟便などが健康時と比べて、少しひどいなと感じて3ヶ月以上経過している人、又、医療機関で大腸検査等を受けたが、特に問題がない人、セルフメディケーションで対処できる程度の人を軽症としておこう。

下痢型の過敏性腸症候群の患者には、医療機関では副作用が殆どない、ポリカルボフィルカルシウムという水分吸収の良い繊維のような薬剤を使うことがしばしばある。

この薬は「酸化マグネシウム」の薬理作用に似ていて、胃内の胃酸を利用して薬効が出る仕組みになっている。腸に届いてから水を吸いはじめ、腸の中で膨らみ、下痢を止めるという機能的な作用がある。気をつけなければいないのは高カルシウム血症、腎結石、血中カルシウム値が高くなってはいけないヒト、腸狭窄のあるヒトには使用できないことである。

また、セルフメディケーションで安心して試すことができるのは、乳酸菌などの有益なプロバイオティクスだ。

また、便秘型の過敏性腸症候群でもプレバイオティクスを摂取して有機酸（短鎖脂肪酸）を確保することにより、短期に改善を見ることができるようである。

重症になる前にプロバイオティクス、プレバイオティクスを活かす食事と休養をとることが、腸をやさしく愛する気持ちの一助となるかもしれない。悩まず速やかに試すことで、回復へのヒントが得られる。

実は先日も、ある女性から相談を受けた。

潰瘍性大腸炎を治療しながら妊娠をしたが、服用薬が心配とのことだった。そこで、妊娠中の症状を軽くするのに、医薬品ではなく、できるだけご自分の判断で食品を使って対処したらいい、とアドバイスをしたのである。

その後、無事に可愛い女の子を出産してもう8ケ月になったと、お礼のお手紙を頂いた。すでに潰瘍性大腸炎のお薬は不要になるまでに回復しており、オリゴ糖、消化耐性でんぷん、食物繊維、酵母菌の食品だけはずっと続けているそうである。快適な通じに喜んでおられた。

医師でもない私は、本人が選んだ食の素材について害はないことなどについてお答えしただけであったが、お子さんの誕生はとても嬉しいし、ご一家の末長い幸せを祈っているのである。

下痢を調節してくれるのは有機酸なのだ

病院へ行くほどでもなく、下痢止めを飲むほどでもないが不快な下痢や軟便と生活を共にしているヒトも多いようだ。

通じとしては滞ってはいないので、特に手当はせず笑顔を保っているが、表情にどことなく涼しそうな顔色のヒトがいる。全てはそうとは言えないが……。

しかし、形の良い便に変わることで体調に張りが出、体がシャキッとし、すっきり感が体中に広がり、顔色も明るく肌に張りがあるようになって、見た目も変わっていく。

また、冷たいビール、冷や酒、水割り、ウーロン茶、サワー類を飲むと翌朝は下痢になることも多い。アルコール多飲は腸管で水分吸収が間に合わず、アルコールで腸が冷えて腸内フローラも食事不足。活力が出ないし有機酸の生成もままならぬことも知って頂きたい。

こんな時、慢性的にゆるすぎる便は器質的な疾患（組織が変形や変性、破壊などをおこした状態）が無い限り、腸内フローラの建て直しで改善できることを記憶して頂きたい。

腸内細菌はオリゴ糖、消化耐性でんぷん、各種繊維等を発酵して、数種の有機酸を生成するのである。そして生成した酢酸、プロピオン酸、酪酸などの有機酸が腸管内腔から、血中に吸収されるときにナトリウムと水分を一緒に吸引（移動）する。

大腸内の腸内細菌の発酵で得られる有機酸（短鎖脂肪酸）の生成と吸収は、下痢を止める抗下痢作用として力を発揮するのである。

大腸内で腸内細菌が発酵できる食事をきちんと送り込むことは、どんなに大切なことであるか理解してほしいところである。

ちなみに体調が悪くなった際、抗生物質は良く効くが残念なことに、安定していた善玉ネットをこわすのが難点だ。医療機関からの処方箋に抗生物質と乳酸菌製剤（胃酸にも負けない特別培養されたもの）が同時に処方されることは、腸内フローラのバランスを崩さないために考慮されているのである。

抗生物質を服用するときはおなかの細菌に「ごめんよ……」と言って声をかけてほしいものである。

寝たきり高齢者の笑顔を作るために

「仕事だから、口には出して言えないが……」とは介護するヒト。

「不快で、気まずいと思っているが、自分ではどうしようもできない……」とは介護を受ける人。

お通じが便秘だったり、下痢便だったり、臭いがきつかったり、下着、寝具など広範囲が汚れたときなどはお互いに気まずく辛いものがあるという。

働き盛りのヒトの便秘や下痢に携わってきたが、到来する高齢者社会においては排泄処理も大きな仕事になっているわけで、すでに電話での相談も増えてきている。

半年前一通の手紙をいただいた。

介護をした方の年齢65歳（女性）、介護を受けた方の年齢87歳（女性・他界時）のお二人の間の排便処理に関する介護の手記だった。

介護するヒト自身も「ガン」を乗り越えてなんとか生活をしていたが、10年前にその当時77歳の義母を家庭で介護することになった。歩くことが困難で寝たきりに近い

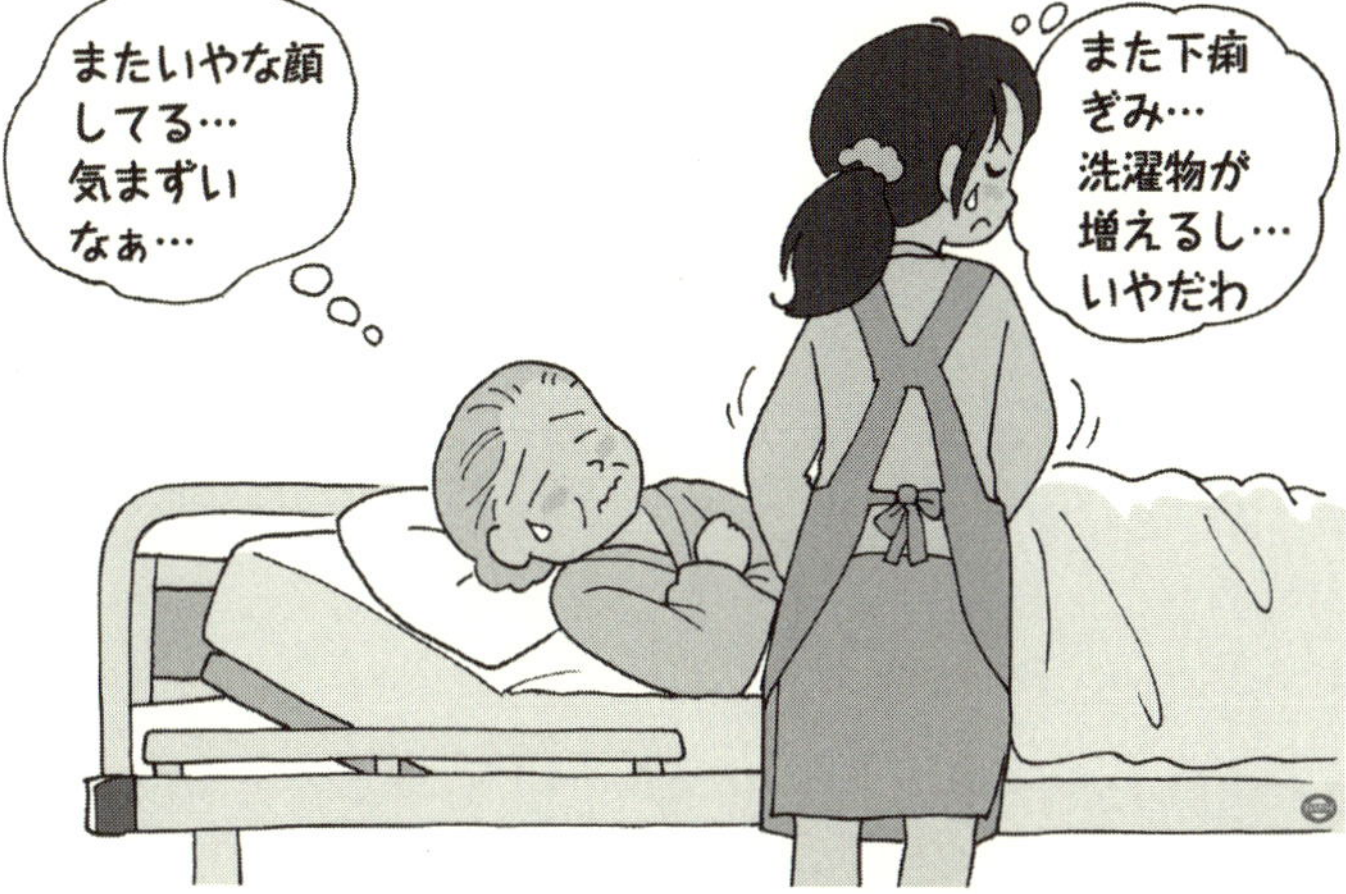
また下痢
ぎみ…
洗濯物が
増えるし…
いやだわ
またいやな顔
してる…
気まずい
なぁ…

状態の義母を介護することは、当初とても辛かったとのことである。辛さとして一番困ったことは1日数回の下痢便の対処であった。

下着、シーツ、布団まで染みてその洗濯量の多さ、部屋の中の臭い、お互いに口には出さないが心の中では辛さや気まずさが重なり、不快の日々だったとのことであった。

相手が義母ゆえに慎ましく奥ゆかしく介護に携わったそうだが、やはりその労力は並大抵ではなかったようであった。

介護をし始めて3年くらい過ぎたときに、私は、排便について、その介護する側の女性の相談を受けた。義母のためには、病院より処方されている漢方薬の大建中湯（腹痛や腹部膨満をやわらげ、体をあたためて胃腸の調子をよくする。冷え症で体力がなく、お腹をこわしやすい人に処方される漢方の薬）はそのまま維持して、できるだけ腸内フローラのバランスを整えることを重視するようアドバイスした。

すると2週間経ったあたりから便は少しづつ固まり始め、臭いもきつさが取れてきたとのことであった。

介護への気力体力が落ちている時に便の形が整ったことは、何にも代え難く有り難かったとのことである。

もう一つ不思議なことに、下痢便の処理後、足の太ももから膝までやさしくさすってあげたときは皮膚の表皮がボロボロと剥がれ落ちていたが、便の状態が良くなるにつれ表皮の剥がれが無くなり、しっとりとすべすべになってきたという。（東洋医学的にも免疫学的にも腸管内腔と皮膚は一枚の皮膚として関連があるようである）

10年の介護で3年はとても辛かったが、後の7年は義母と毎日笑顔の交換ができ、たまには施設に短期に預けることが出来るようになり、介護の辛さ感も忘れるくらい楽しい思い出に代わっていたと言う。

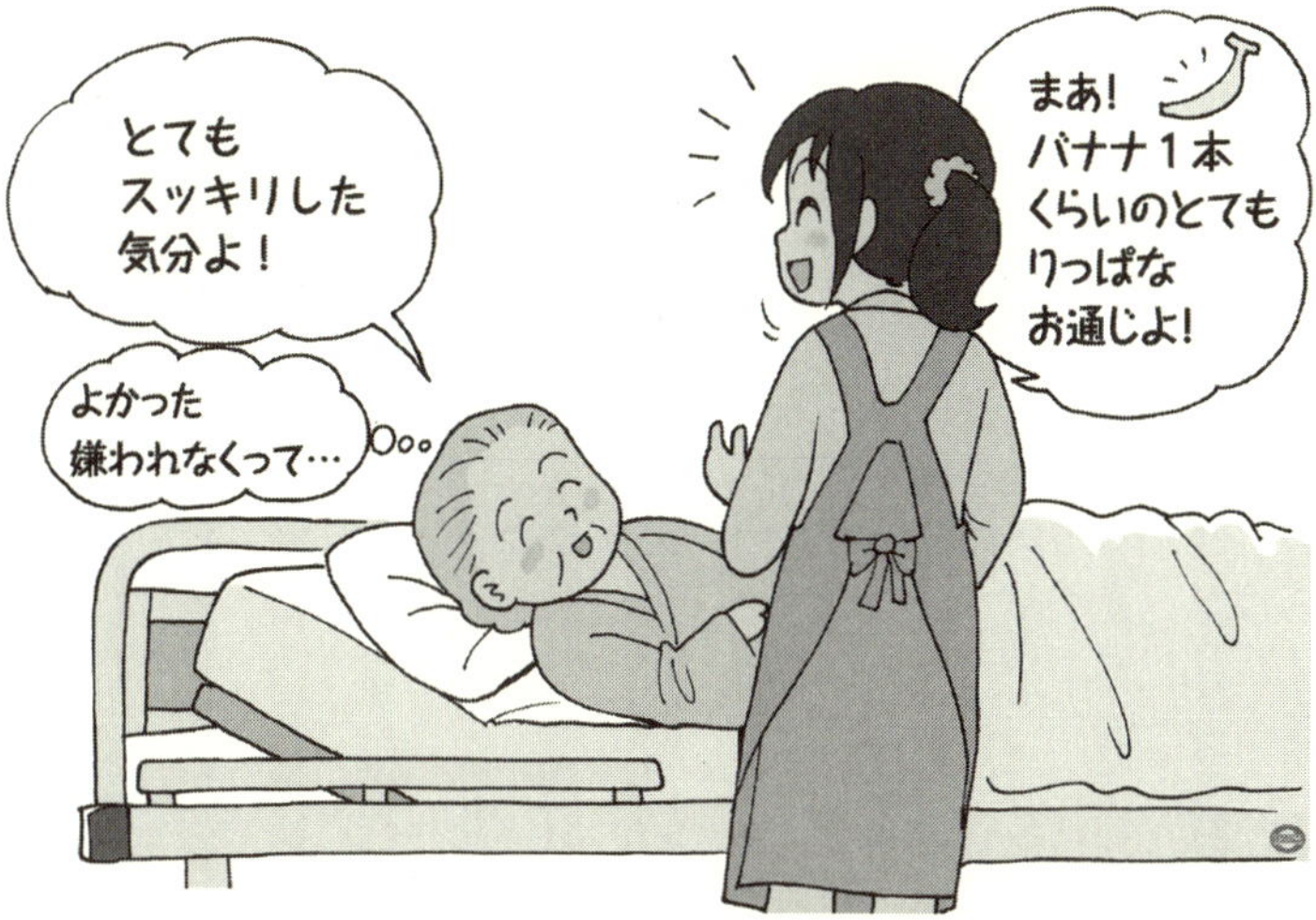
まあ!
バナナ１本
くらいのとても
りっぱな
お通じよ!
とても
スッキリした
気分よ!
よかった
嫌われなくって…

「おなかの建て直しで食欲も安定して風邪も引かずに、おかげさまで数年長生きしたかもしれないと夫と喜び合いました」

とのことであった。

介護する人、される人の間を良好に保つためにも、腸内フローラが善玉ネットに支配されること、さらに排泄のあり方が、重要な位置を占めるものと感じたものである。

第四章　糖尿病と糖と腸内細菌たちの難しい関係

血糖あれこれ

ヒトのエネルギーの原料の糖(食べ物からヒトの消化酵素と膜消化で吸収できた糖)は血液に載せて体中に配られるのである。血糖値は、血液中の糖の量を測定して流通状態を調べて判定するわけだが、高い数値は摂り過ぎだから「減らしなさい」「運動で燃やしなさい」という形で医師より診断される。

本書では腸内細菌が必要としている、機能としての糖について考えてみたい。

オリゴ糖はヒトの消化酵素で分解されにくく、腸内細菌の発酵により分解され、その分解された糖を腸内細菌が食として摂り込むのである。

ヒトの消化酵素で処理されたり、そのままでも吸収されたりする糖は、小腸の特に空腸あたりでおおよそ吸収されるようで、オリゴ糖は消化されにくく、食後の血糖の急上昇には影響しない糖である。

栄養士さんがオリゴ糖、消化耐性でんぷん、各種繊維質などの糖質も計算済みで摂取カロリーの計算をしているかどうかは解らない。ただ、糖として、すべてをひとくくりにしてしまうのであれば、食品の機能性を活かしきれないのではないかと思う。

ヒトが必要なカロリーと腸内フローラが求める機能的な糖などを考慮した総合的な献立が可能になれば、ヘモグロビンＡ１ｃ（赤血球タンパクのヘモグロビンとブドウ糖が結合したもので、糖尿病に関係した種類をＡ１ｃという、血糖値指標）の安定とともに、苦労する便秘も快方に向かうのではないかと考える。

腸内細菌の発酵により得られる有機酸（短鎖脂肪酸）の酢酸は腸管のエネルギーの源であり、プロピオン酸は糖新生（糖質以外からグルコースを生産する経路）を促進、酪酸などは大腸粘膜の再生のエネルギー源となるのである。

有機酸が安定的に産生されれば便秘が改善され、糖尿病に関係する分野にも好結果が得られるかもしれない。とくに、難消化の糖類の発酵でできる酪酸はインシュリン感受性を高める。

話しはすこし横道に逸れるが、ここで血糖を知ることの大切さを述べよう。

札幌市内のＮ薬局の薬剤師、ＫＴ氏はヘモグロビンＡ１ｃの測定器を店頭に設置している。そして地域民にこの機器の存在を講演中に広報するという。

ヘモグロビンＡ１ｃを測定してみたい市民が、前向きに自己測定することで糖尿病の心配を回避できて予防意識を高めることができるという。

彼に、糖尿病患者を医療機関から奪い取ると言うような狭い考えなどは毛頭ない。糖尿病は自己管理が主体の病気で、患者自身が主治医になるべき、というのが彼の自論なのだ。

糖尿病を進行させない意識をもつこと、そして大切であるという風潮を作り上げることができれば、社会保障費（壊疽および眼底出血の治療、人工透析の費用）は大幅に圧縮できるのではないかとも言っている。

こういう発想は伸ばしたいものだ。

ＫＴ氏は過去に薬局店頭における自己血糖測定（ＳＭＢＧ）の普及に力を注ぎ、その延長線上でヘモグロビンＡ１ｃの積極的な自己測定に意義を見いだしたのであろう。

もし、こうした活動がやがて医師会と連携して、大きく発展していくようなら、腸を愛する生活者としてあと押ししたいものだ。

食後血糖の急上昇を抑える薬と便秘の関係

便秘の相談の中でも、糖尿病の方の便秘相談は難しい。

一般的に摂取カロリーの制限により食事量が少ない。あくまで血糖値を低く安定させるのを目的にカロリーコントロールするためのメニューが作られる。腸内フローラと便の形成の為に量的質的に妥当かどうか、というのは考慮されない。

一方で、糖尿病の合併症で一番早く表れるやっかいな症状が神経症で、まず足に出、胃腸を動かす神経にも影響が出てくる。もたれたり、消化が悪くなったり、便秘になったりして、症状が糖尿病性の胃腸症状として表れるようだ。こうなると、自律神経のネットワークの中の排便に関わる胃結腸反射も反応が悪くなる。

2型糖尿病（インスリン分泌やインスリンを感じ取る力が低いと言う二つが原因である糖尿病で、一般的に「生活習慣が悪くて糖尿病になった」と言う型のもの）の患者さんが服用する薬の中に、インスリンの効きを良くする薬、膵臓からのインスリンの分泌を促進する薬、そして食後に食事に含まれる糖質の消化吸収を阻害する薬の3

系統の薬がある。

が、この糖質の消化吸収を阻害する薬は何とも厄介な薬なのだ。

食べ物に含まれる糖質の消化吸収を遅らせ、食後の血糖値の急上昇を抑えるために処方されるわけだが、これが便秘を生みだすもとになる。

小腸で消化されなかった糖質が結腸（大腸）に移行して、腸内細菌の格好の餌になり、前にも述べてきたように腸内細菌による有機酸を生成されれば申し分がないのだが、現実にはおなかがパンパンに張りゴロゴロと腹なりがして、便がスムーズに出ないのである。

悪玉ネット支配になってしまった腸内細菌の異常増殖及び連鎖発酵が強くなってしまうために、このようなトラブルになるらしい。

先詰まりしている便があると、腹部膨満という形で苦しさに拍車がかかる。

これまで腸内フローラと栄養について述べてきたが糖尿病の薬物療法では同じ論理ではいかないことは確かであるが、基本的には「酸化マグネシウム」をきちんと服用して腸内流動を維持するのがいいだろう。

食事に関してはＧＩ値（糖吸収の速さの値）が低く、食後の血糖値の急上昇に心配のない食事を選んで血糖値の急上昇を抑え、おなかの張る薬を減らすようにできないものかと考える。

糖尿病性胃腸神経症の便秘対策はなかなか厄介であるが、このように独特な症状の便秘対策用に、それなりの専門の栄養学があっても良いのでないかと思う。

「糖質制限食」でも腸内細菌に栄養を届けたい

最近テレビを見ていたら、「糖尿病の常識が変わる」という糖尿病治療の新しい食事法がクローズアップされていた。

登場した患者さんは、栄養士より指導を受けたカロリー制限食で血糖値をコントロールするが、献立食品の一つ一つのカロリー計算が面倒で守れず、9年も経過したがヘモグロビンA1cが7・7となかなか下がらず、体重も運動できず85Kgのまま推移したという。

糖尿病になった者でなければ解らないわけだが、家庭内の食事は別献立でカロリーを計算しながら作り上げ、しかも食べたいものでも食べることができない。健常人であれば食事は楽しいものだが、カロリー制限食を食べなければならない人にとっては苦痛の時間との事だった。

それで、その患者さんはカロリー制限食を維持できないまま生活をしていたら、糖尿病合併症の網膜出血が出始め、手術をすることで失明を回避したという。

主事医は決断し、まだエビデンス（科学的根拠）が確立していないが「糖質制限食」を臨床で応用したという。

結果、1ヵ月くらいでヘモグロビンA1cが5・4の正常値になり、体重は20Kgほど減量できたという。

この「糖質制限食」は「カロリー制限食」の栄養素バランスとは少し違うようだ。「カロリー制限食」の栄養素構成はおおよそではあるがタンパク質、脂質、糖質が15%、30%、55%らしいが「糖質制限食」は30%、50%、20%にするようだ。米や小麦粉、砂糖等を減らし、麺類も小麦粉でなく豆腐で作った特殊なものを食べ、その半面、肉、魚、卵は好きなだけ食べたそうだ。

何よりも家族と同じものを食べ、別の献立も無く、味や見た目にも健常人と変わりないテーブルにつくことができ、ストレスが取れたという事だ。

しかし、糖質の摂取率を抑え、血糖値が下がり各検査値も安定する事は良い事であるが、体のエネルギー源として活用される糖質が不足する事で、脳及び神経などの活動に影響が出ないものか、疑問も感じた。

腸を愛する観点から考えると、繊維、消化耐性でんぷん、オリゴ糖などのプレバイオティクスの摂取は充分であるのだろうか、と懸念されるニュースであった。「糖質制限食」では、絶対量が少ない糖質20％の中の構成が大変重要であるかもしれない。腸内細菌の活躍を維持させるならば、プレバイオティクス素材をどのくらい摂り入れるのが良いか、ひと工夫が必要だろう。

糖質が少なくなりタンパク質、脂質が増量される事で、悪玉ネットが幅を利かすのではないかと気になるところでもある。

カロリー摂取の制限が仕事上どうしてもできないヒトが、胃を腸の管のように細長い形に手術すると同時に、上部小腸の一部を切除手術して血糖をコントロールすると言う報道も最近見た。胃での摂食違和感が出ているが、血糖コントロールは健常人と同じになったようである。

糖尿病を克服して家族の生活を支えている人にとってはこの上ない治療であるが、

腸を切り取って、本当に大丈夫なのだろうか？

「断腸の思い」とは言っていられないような報道だった。

単糖と多糖を知る

生物がエネルギーとして、欠かすことが出来ないのが糖質である。難しくいうと単糖を構成成分とする有機化合物の総称が炭水化物である。

甘味といえば、疲れた胃に良く、ストレスが溜まると欲しくなり、過分なものは肝臓でグリコーゲンとして蓄えられる。

糖を摂取して、もし運動をしなかったら、糖は過剰になり、燃えないで溜まると脂肪（中性脂肪）に変わって蓄えられることになる。

このような代謝は当たり前だが、いつも一方的に溜め込む代謝は良くないと言える。摂り込んだエネルギーの元は燃やさなければならない。

体は本当に無駄がなく、また不測の事態にも耐えることができるように設計されている。

糖は1グラム当り約4キロカロリー、タンパク質も1グラム当り約4キロカロリー。脂肪だけは1グラム当り約9キロカロリーと、同じカロリーならコンパクトにして体内に備蓄できる。糖を使い果たして更に不足のときに脂肪を燃やせば、糖のカロリーの2倍以上のエネルギーを生み出すことができる構造になっている。

もともとヒトは二つつながっている糖を消化酵素で吸収できる単糖（ブドウ糖）に作り替えている。

その例を挙げよう。

腸液のサッカラーゼはスクロース（ショ糖＝砂糖）をグルコース（ブドウ糖）とフルクトースに変える。同じく腸液のマルターゼはマルトース（麦芽糖）を単糖のブドウ糖に、同じく腸液のラクターゼは2糖である乳糖をグルコース（ブドウ糖）とガラクトースなどに変える。

ヒトの消化酵素で分解できる糖類又は乳製品などは、たくさん摂ると最後に単糖（ブドウ糖）になって、吸収されて過剰な部分は脂肪となるわけだ。

不測の事態を乗り切るために脂肪を蓄えるのは、ある程度までなら良いかと思うが、知らず知らずのうちにメタボリックシンドロームに陥ることは避けたいところである。

また、脂肪で保存してもエネルギーとして燃えやすい人と、燃えにくい人がいるようであるが、無理に急激に燃やすと燃えかすの酸化ゴミが、体内に増えて色々な疾病も出てくるので、注意が必要である。

摂取する糖とは砂糖・果糖・ごはん・麺・デンプン類などであるが、栄養士さんは全て糖としてカロリー計算をすると聞いている。これも、果たしてひとまとめにしていいものか。

糖尿病のヒトに対して、病気を進行させないために糖を控えるように食事指導をしている。

一方で、ヒトの消化酵素で消化できにくい炭水化物（多糖）のオリゴ糖、消化耐性でんぷん、食物繊維などは、腸内細菌がそれらを発酵分解してそこからブドウ糖（単糖）を作り出して自分たちの栄養を摂り、増殖活性して有機酸を作って腸内を守っている。

従って、ヒトに対してオリゴ糖、消化耐性でんぷん、食物繊維などの少糖類（2～3個の単糖がくっついている糖）や多糖類（単糖が数十から数百くっついている糖）

のプレバイオティクスは過剰な糖質とならないので、糖尿病の進行にそれほど気に掛けなくとも良いと言われている。

ところが糖尿病患者から便秘解消の相談を受けて、消化耐性の糖を腸内フローラの改善を目的に活かそうと、オリゴ糖の話しをしても、糖と名がつくだけで敬遠されてしまうのである。

食物繊維も、消化耐性でんぷんも同様に糖と見られる。難しいものである。

これまで述べてきた、腸内フローラがバランスの維持と有機酸を生成するために求めている糖、すなわち消化耐性の糖を糖尿病性便秘などの治療補助に活かすことができれば良いと思うのである。

私は、すべて「糖」と名のつくものを同一視するような傾向には、大いに疑問がある。糖類について学ぶということは、自分の健康を維持する上でとても大切なことなのであると同時に、腸内細菌の健康も維持するということだ。

糖はエネギーを生み出すものだから……。

今、便秘にも関わらず大腸刺激性下剤で通じをつけると癖になるので使わないとか、不意に便意をもようしても辛いし、特に旅行のような外出先では便意をコントロールできず辛い思いをするからイヤ、などの理由で便秘薬を使用しないヒトがいる。

無理やり便を出そうとしないのは腸を愛する点から見れば悪いことではないが、しかし出さなきゃいけない便をいつまでも抱えていることも好ましくない。

こんな時、多糖類をある程度定期的に摂って、腸内細菌のお手伝いを借りながら気持ちのよいお通じタイムを確保する、という手だても模索してほしいものである。

第五章　腸内細菌の研究が進んでいる

腸内細菌研究を進化させた立役者

腸内細菌が生成する物質は腸管の神経、ホルモンの働きに関与し、そして強い生体防御力（病原体の侵入を防ぎ、増殖を抑え、身を守る力）を作り出している。

小腸の深部から大腸全体のブラックボックスの中に100種100兆の腸内細菌たちが棲み、ネットワークを形作っている。それぞれの菌の種類とか、働きや性質とか、要求する栄養などを解き明かすことに、どれだけの学者たちの知恵と労力が費やされてきたことだろう。

「たかが腸内細菌ではないか」の時代は終わりを告げ、今はこれまでの研究成果を基礎に、更に人体に及ぼす素晴らしい効果の発見を目指し、研究が続いている。これまで足がかりを作ってくれた先哲に感謝をしながら、学者たちは、その結果を見てはまた新しい仮説を立て、次から次へと実験を重ねて発表していく。

私も、各種の著書や数々の学説など、長年、目を通す機会に恵まれたことは本当に幸せと思っている。

ことに腸内細菌たちに喜ばれる食の献立とご機嫌をとる方法は、とても難しい研究だったことと思われるが、これからも進化させていただきたいものである。

善玉菌と悪玉菌に分けるのはヒトの都合なのか

序章でも、「善玉菌」「悪玉菌」の区別は不要なのではないか、と書いた。改めて、また書いておきたい。

100種100兆くらい、あるいはそれ以上の細菌たちが棲み着いているといわれる腸内。

日常生活を送る中で、「悪玉菌を減らして、善玉菌を増やすようしなければならない」とまじめに心掛けているヒトは多いだろう。マスコミでも、盛んにその趣旨のキャンペーンが流されている。

だが、たくさん棲みついている菌達は、実は仲良く連携を取り合いながら活躍しているのだ。ヒトに迷惑をかけること無く……。

代謝した生成物で連絡し合い、互いに生成物を食べ合うように相互に助け合っているのである。食物連鎖の関係がネットワークを形成しているわけだ。

腸内の細菌たちはお互いの代謝生成物に敏感に反応し、必要な生成物を取り込んで生活している。しかしヒトが摂ってくれる食べ物の種類によって、代謝生成物も違うものになってくるし、量的にも偏れば異なった生成物質ができ、違った食物連鎖のネットワークができる。

タンパク質、アミノ酸など発酵させて生成物を作る細菌と、消化耐性デンプン、食物繊維などの糖質を発酵させる細菌たちとは、種類が違うのである。ところが、中には同じ細菌でもその両方の栄養素を発酵させるものがいて、食べたものによってそれぞれの酵素を作ることもある。

腸内細菌学を学ぶと奥深いものである。

いろいろ考えていくと、腸内細菌は良い悪いも無く、ヒトに対して黙々と代謝生成物を作りながら、連携をとりあいおなかを守っていることに気がつくものだ。

有用菌を開発して、その菌を取り込むことがヒトに良いことであって、悪玉菌を抑制することもできる、とテレビや雑誌などで、腸関連の製品を出しているメーカーは宣伝する。

ちょっと待って下さい。

健康食品会社は新しい菌を売り込む為に、悪玉菌の存在がいかにも悪いようにイメージさせる販売手段をとったりする。鵜呑みにせず、よく考えるほうがよい。

例えば、ヒトが肉等の食べ物を偏って摂ることで、一部の肉を好む腸内細菌は肉を腐敗させる酵素とか代謝物質を作るのである。悪玉菌とはヒトの食のあり方で自身の腐敗遺伝子が動き始めるものである。その上で悪玉の食物連鎖のネットワークが作られるのである。

これが炭水化物（センイ、オリゴ糖、消化耐性でんぷん）なら発酵をスムーズにさせて、善玉の食物連鎖のネットワークが作られるのである。

腸内細菌たちは環境とかヒトの食べ物によって、健康に役だつことがあるだろうし、また生活習慣病をより悪くする手助けもすることになるのだ。

乳酸菌、ビフィズス菌は乳酸と酢酸を作るが、最も頼りになる酪酸やプロピオン酸は作ることはない。ビフィズス菌であっても、発ガン促進性物質の胆汁酸を作るというから、ビフィズス菌が善玉の神様のように言われているが、あながちそうとも言えない。

何度かご登場いただいたＹＭ先生は、長年、腸内細菌研究を続けてきた人だ。腸内細菌に良い菌、悪い菌の区別はないというのが持論で、しかも科学的だと言っている。良識のある人に理解してもらえるのであればそれは嬉しいとのことである。

大腸菌を悪玉呼ばわりするが、皆さんのおなかにいつも棲み続けていることを良く理解して頂きたい。特に赤ちゃん誕生の際には、最初に大腸菌と腸球菌が棲み着き、いち早く酸素のない環境（嫌気的）を作り、ビフィズス菌が棲みつけるようお膳立てをしてくれる。また大腸菌は乳児期の腸粘膜を作り上げる働きがあるという。

悪玉善玉の競争ではなく、お互いの能力を尊重し認め合い、「棲み分け」を行い、共存・共棲している腸内細菌こそ、平和な世界であることを理解せねばなるまい。

善玉菌や悪玉菌などという単語は英語には無く、日本だけの造語だと、あるジャーナリストが言っていた。納得するね……。

生菌の有用な菌剤を服用したとしても、食事が不良の内容では、いつまでも悪玉ネットが活躍して、その役割を果たせないことが大いにあり得る。

食べ物のバランスをとって、腸内細菌のバランスを計る心がけが、腸を愛することになる。

大人になって腸を守るクロロホルム耐性菌の存在

数年、腸内細菌学を学んだ中で出てきた菌にクロロホルム耐性菌（ＣＲＢ＝クロロホルム・レジスタント・バクテリア）がある。

本書発刊に当たり、この菌の存在を熱い思いで特別に記述し、広報したい。

腸内細菌のコミュニティーは生態学的には統制が取れているという。そうでなければ胃腸がいつも不安定になりかねない。

その統制を担当するのがクロロホルム耐性菌であるという。

大学院時代のＹＭ先生が、仲間とともに、身体のホメオスターシス（生物が体内環境を一定の状態に保つ働きのこと）に関係するこの菌を発見した。

このクロロホルム耐性菌こそが、病原菌感染防御の担い手、大腸ガンの予防の担い手、腸内水分代謝の担い手、身体の恒常性ホメオスターシスの担い手とのことである。

すばらしい発見である。

赤ちゃんの離乳期にビフィズス菌（嫌気性細菌＝空気を嫌う菌）の棲み着きが盛ん

になると、それまで先に棲みついて頑張って陣取りをしてくれた大腸菌と腸球菌は、自然に減少するのではないか。そう予測してＹＭ先生は動物実験を試みたが、何の変化もなかったとのことである。

しかし、ビフィズス菌が統制しているのには間違いない。

さて、では大人になるにつれてもっと強い統制力のある菌が定着しているのではないかと、興味を持って実験にかかったそうだ。

そんな菌を探し当てるのに麻酔薬のクロロホルムを使ってふるいにかけた。すると、麻酔薬から身を守る殻をつけて、しっかり耐えて生き残った菌があったそうだ。

そこでクロロホルム耐性菌と言う名を付けたという。

次にこの菌と大腸菌と腸球菌を再び動物実験で腸に棲みつかせたら、大腸菌と腸球菌は10万分の1にまで激減したそうだ。

見張り番としてのクロロホルム耐性菌の統制力は、見事にバランスをコントロールしたわけだ。赤ちゃんのビフィズ菌による防御系から、大人のクロロホルム耐性菌による防御系を確認する劇的な瞬間だったという。

発見とはすごいものですね。

そしてこのクロロホルム耐性菌は有機酸（短鎖脂肪酸）として酪酸、プロピオン酸をたくさん生成するという。ますます頼りになる菌である。

ＹＭ先生は、クロロホルム耐性菌と命名こそしたが、特別な菌ではないらしい。土壌や水といった自然界のさまざまな所にいて、しかもヒトの腸内にもいる菌とのことである。

このような頼りになる菌を取り込むためにも、野や山や人ごみの中に飛び込んで接

CRB（クロロホルム耐性細菌）の腸内における統率力

［図示のほか、からだの正常化、ホメオスターシスに関わっている］

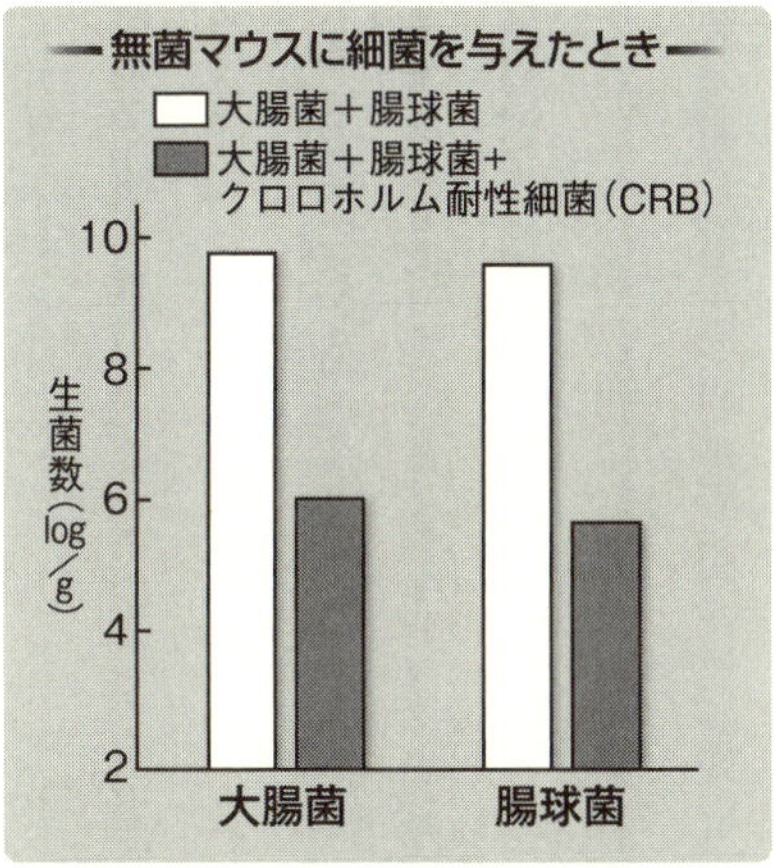

無菌マウスに大腸菌と腸球菌を与えた場合、クロロホルム耐性菌（クロストリジウム）も合わせて与えると、腸内で見られる大腸菌と腸球菌の数が減る。クロロホルム耐性菌は、これらの細菌が腸内に定着するのを抑制し、腸内の環境を整えていると考えられる。

森下 芳行（著）「腸内革命」より

触することが重要であるという。
抵抗力のある腸を作り上げるために……。

意識が高まる腸内細菌の時代

私たちは日常生活で腸内フローラのことを意識して生活しているだろうか。腸内フローラはそのヒトの食習慣なりの腸内フローラを形成しているという。だからよほどのことが無い限り、そのヒトの中では極端な変化は無いことであり、それ故に無視されがちである。

今、巷では「腸内細菌」「腸内環境」「腸管免疫」「腸と脳」などと、腸に対して俄然注目度も急上昇していて、食品業界（健康食品も含めて）、医薬品業界もこぞって「腸業界」に参入している。

その製品群たるや多種多様で何をどのように取り入れて良いかは、求めるヒトも困惑するほどである。

経済効果として活発になることと、ヒトのセルフメディケーションが高まることは

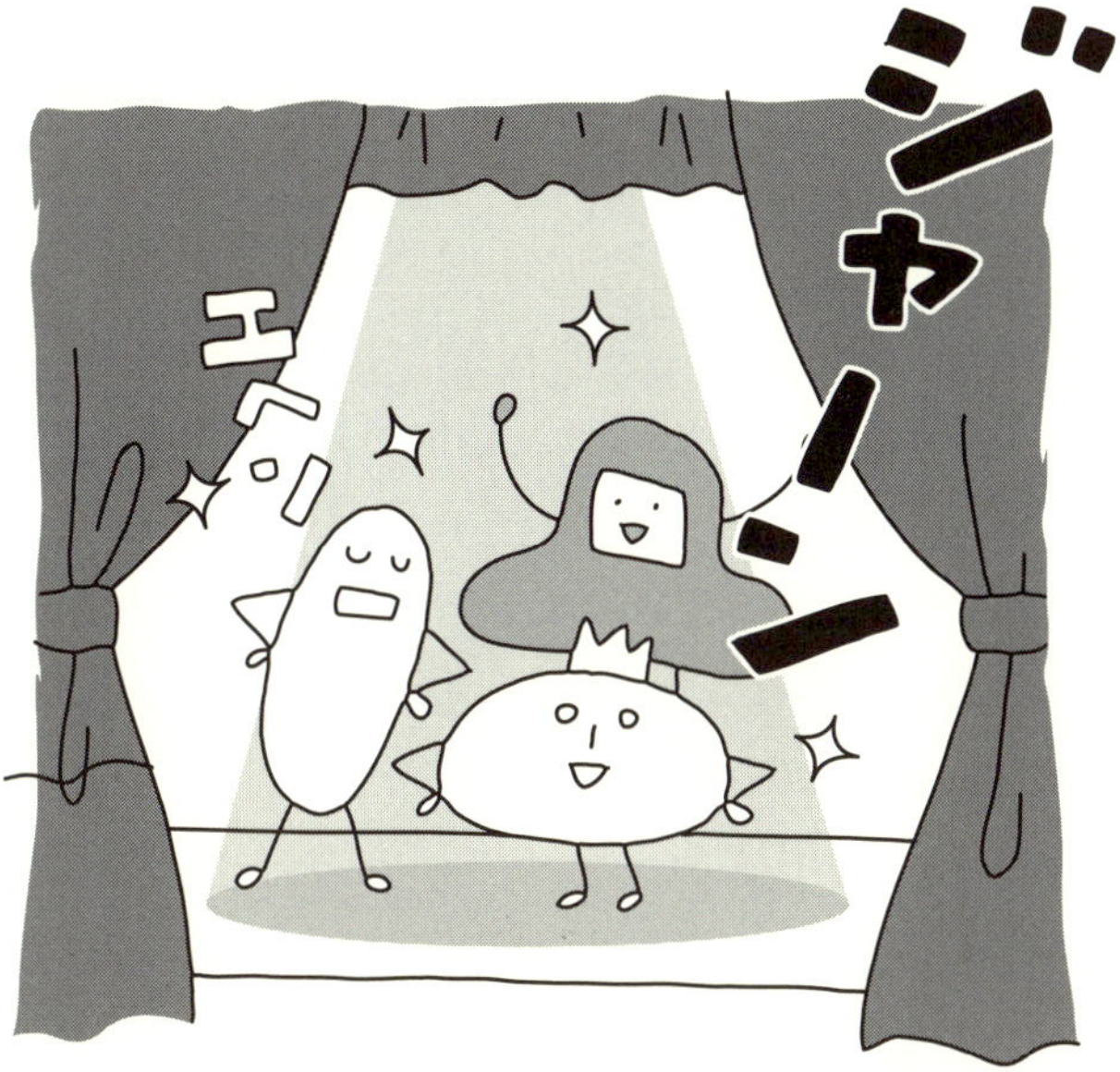

良いことであるが、ただ「生きたまま腸まで届く○○菌」「○○の予防になる○○菌」「多種の○○菌が作った生産物質」等と目に耳に記憶として残ったとしても、コマーシャル通りセルフメディケーションを支えてくれるかどうかは、少し、注意して見守る必要がある。

それでも細菌の存在が表舞台に出てきたと言うことはとても良いことだ。

なかには、ちょっと疑いの目で「本当なの?」「で、どんな作用するの?」が気になる商品もあるが、食品衛生法、健康増進法を遵守して流通していることと信じたい。

ヒトに棲息している腸内細菌と全く同じ細菌が、外から、飲んだり食べたりすることで摂れると思っている方も多いだろうし、また、摂った後、腸内に定着して棲み続けてくれることだろうと思っているヒトも多いのではなかろうか。

だが、そのヒトに棲息している細菌は生まれたときの環境により、そのヒト独特の腸内フローラを形成していることを、もっと意識してほしい気がする。

それが、自分の腸を愛するキッカケにもなるだろうし、健康を維持していくための思考が広がっていくもととなるだろう。

ヒトを健康に導くために利用される細菌、プロバイオティクス

ヒトに利用される身元確かな細菌であるプロバイオティクス。

これをヒトの腸内を通過させれば、腸内フローラのバランスを維持したり、補ったり、たとえバランスが崩れて不調なときでも建て直ししたりできる。

また、最近では、その中には免疫力を高める細菌もあり、難治性疾患の補助療法にも活用されている。

後述する酵母菌も含め、ヒトに利用される細菌は表の通りである。

■プロバイオティクスの細菌■

現在以下のような細菌が利用されている

乳酸菌プロバイオティクス

Lactobacillus
- L.acidophilus
- L.amylovorus
- L.casei
- L.crispatus
- L.delbrueckii(bulgaricus)
- L.gasseri
- L.helveticus
- L.paracasei
- L.plantarum
- L.reuteri
- L.rhamnosus
- L.brevis(Lovelle)

Leuconostoc
- L.mesenteroides

Lactococcus
- L.lactis(cremoris)

Streptococcus
- S.thermophilus

Enterococcus
- E.faecium
- E.faecalis

嫌気性細菌プロバイオティクス

Bifidobacterium
- B.infantis
- B.breve
- B.bifidum
- B.lonngum
- B.adolescentis
- B.animalis
- B.lactis

Clostridium
- C.butyrikum

その他のプロバイオティクス

Propionnibacterium
- P.freudenreichii

Saccharomyces
- S.cerevisiae
- S.boulardii

Escherichia
- E.coli

Bacillus
- B.cereusvar.toyoi
- B.coagulans
- B.licheniformis
- B.subtilisvar.natto

（腸内細菌情報オフィス主宰　農学博士 森下芳行）

よく聞いたり、活字で見たりする菌が多いが、全てのヒトの体の中にいる訳ではないことをつけ加えておこう。

微生物学者が長い歴史の中で発見した身元のしっかりした菌で、ヒトの健康のために利用されているものだ。

これらには、菌種の中でそのまま摂り込み即戦力になるものや、また、発酵力を活かしてヒトには無害で良い生成物を産生するものや、酸素に対して死滅しないように特別に培養されたものなど、色々な性質のものがある。

なかには、ヒトの生命活動のなかで、食の分野で貢献し続けている酵母菌や納豆菌もある。本書では酵母菌の存在と優秀性をクローズアップして読者の皆さんに理解を得たく、あとで述べることにする。

ただ、これらの菌種をヒトが摂り込んでも、腸内で永久に棲み着き、増殖を繰り返すものではないようだ。

あなたの腸内細菌の種類と性格と育ち方はあなただけのものであることをまずご理解いただきたい。

あなたがどうしても必要と思い、外から優秀で高価な細菌を摂ることで、腸内細菌のバランスが調整されるとしても、外から摂った細菌はいずれ去ってゆくのである。いわゆる「さすらいの仕事人」であり、外来菌が腸内に留まる滞在期間はせいぜい1週間ぐらいと言われている。あなたの健康を支えている、あなた独自の腸内細菌バランスを崩してしまうのは、他ならぬあなた自身なのである。

一覧表のように、ヒトを健康に導くものは沢山あり、そしてきっとあなたの健康を応援してくれるはずである。

抗生物質を飲まなきゃならないときもあるだろうし、ストレスの嵐に突入しなくてはいけないこともあるだろうし、それは仕方の無いことである。こんなときこそ腸内フローラのことを思い浮かべ、腸内細菌が元気になる食べ物と休養をとるのが大切なのだ。

■腸内細菌たちはどこから由来するのか■

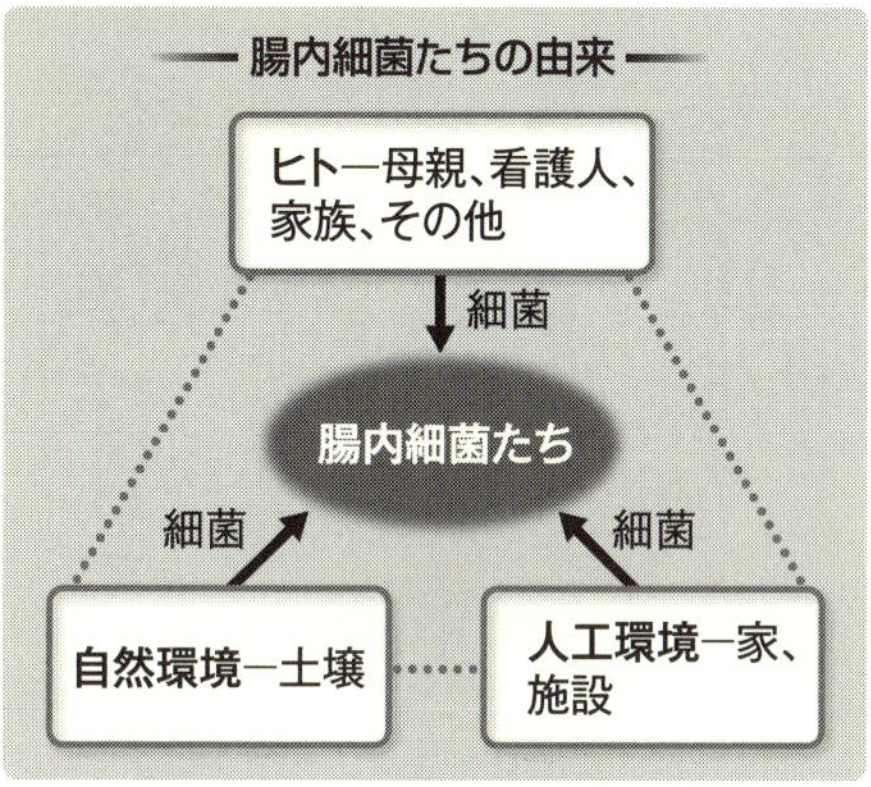

人は、胎児のときは無菌状態で、誕生直後から、腸内細菌たちの形成が進むが、それには環境による影響も大きい。早い時期に多種の細菌に接することが、健康上は望ましい。

森下 芳行（著）「腸内革命」より

「あかちゃん」の細菌たちは、どんな順序で腸内に棲みつくのだろう

腸内で無菌の胎児が赤ちゃんとして生まれて、有菌世界にさらされる状態になるが、いったいどのような経過を得て、腸内細菌がきちんと順序良く棲みついてゆくのだろう。

それぞれに出産するときの分娩環境の影響を受けながら、1年あまりの時間を経て、ほぼ大人並みの腸内細菌構成ができるそうだ。

出産と同時に腸内は酸素があって好気的（空気を好む）であるらしい。

そのような好気的環境を好む好気性細菌である大腸菌と腸球菌が棲みついて、空気をたらふく消費するらしい。

こんな菌達が先に棲みついて酸素を消耗する結果、腸内の深い部分では嫌気的（空気を嫌う）環境になり、嫌気性細菌の代表であるビフィズス菌が棲みついてゆけるようである。

母親についている母の大切なビフィズス菌や乳酸菌を赤ちゃんが引き継ぎ、ずっと

同居させるために、その場所を首尾よく先に大腸菌と腸球菌が棲みついて、受け入れたビフィズス菌や乳酸菌の棲息の場を作ってくれたわけだ。

その後、母乳栄養でビフィズス菌の強い勢力状態が3〜4週間続くと言われている。

こうして生後の赤ちゃんの、ビフィズス菌による、病原体の腸管感染から身を守る

細菌たちはどんな順序で腸に住み着くのか

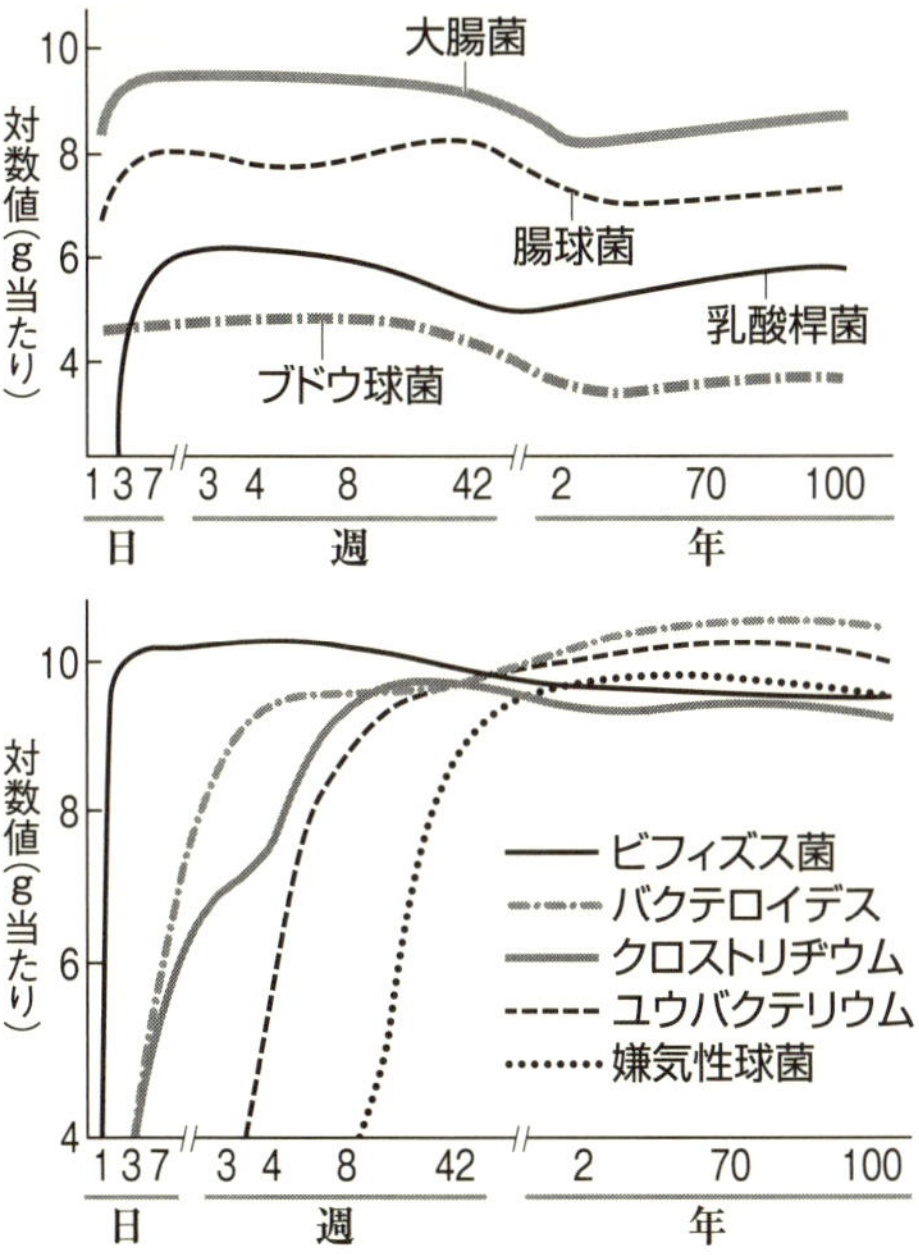

INFECTION CONTROL '98 Vol.7 No9 より
<森下 芳行　常在細菌叢の役割>

システムが出来上がる。

そうしているうちに離乳準備を通して、色々な食べ物を通して他の嫌気性細菌が順次棲みつく。離乳期の1年後ぐらいには成人と同じような腸内フローラになるという。あなたに棲み着いているビフィズス菌や乳酸菌は、お母さんより感染して永い間棲みついているのである。

100種くらい棲んでいる嫌気性細菌は好気性細菌の100倍から1000倍と多くなる。

嫌気性細菌がこんなに多くいて腸内を健康に維持してくれているとなると、やはり粗末な食事を摂るべきではなく、腸内細菌達のためにもオリゴ糖、消化耐性のでんぷん、食物繊維などバランスの良い食事を細菌達に届けなくてはならないだろう。

肉食ばかりでなく、ごはんと野菜をきちんと食べ、味を知ることができるように子供達を躾けなければならない。

こういうことが食育と言うべきだろう。

ごはんを食べ残し、お菓子やジュースをねだる子にしてしまうと、腸内細菌が必ず反抗するときが訪れるという。

母も子も腸内細菌にごねられないように、腸内細菌の好みの食を心掛けてこそ、子供への愛情と腸への愛情が伝わるというものだ。

腸も人中で、もまれると免疫力がつき、強くなる

多様な細菌たちがいた方が腸は強くなるという。昔のほうが腸内にはよりたくさんの種類の細菌たちがいたそうである。数種類の乳酸菌とビフィズス菌だけでは、腸は守れない。

１００種類の細菌たちのパワーが結集して、役立つとのことである。

むかしは、自宅で出産することが多かった。たくさんの細菌たちがいる古い家で生まれ、大家族のなかで育ち、母乳で育てられた子供は、いろいろな細菌たちに巡り会い、抵抗力をもらっていたのである。

反対に無菌状態で管理している産院で出産し、人工乳で育てられると、身体の抵抗力をつけてくれる細菌たちとの接触が薄れて、抵抗力がつきにくいという。離乳期はいろいろの細菌たちが乳児に入ってくる過程がある。これが順調にいくのが、健康に

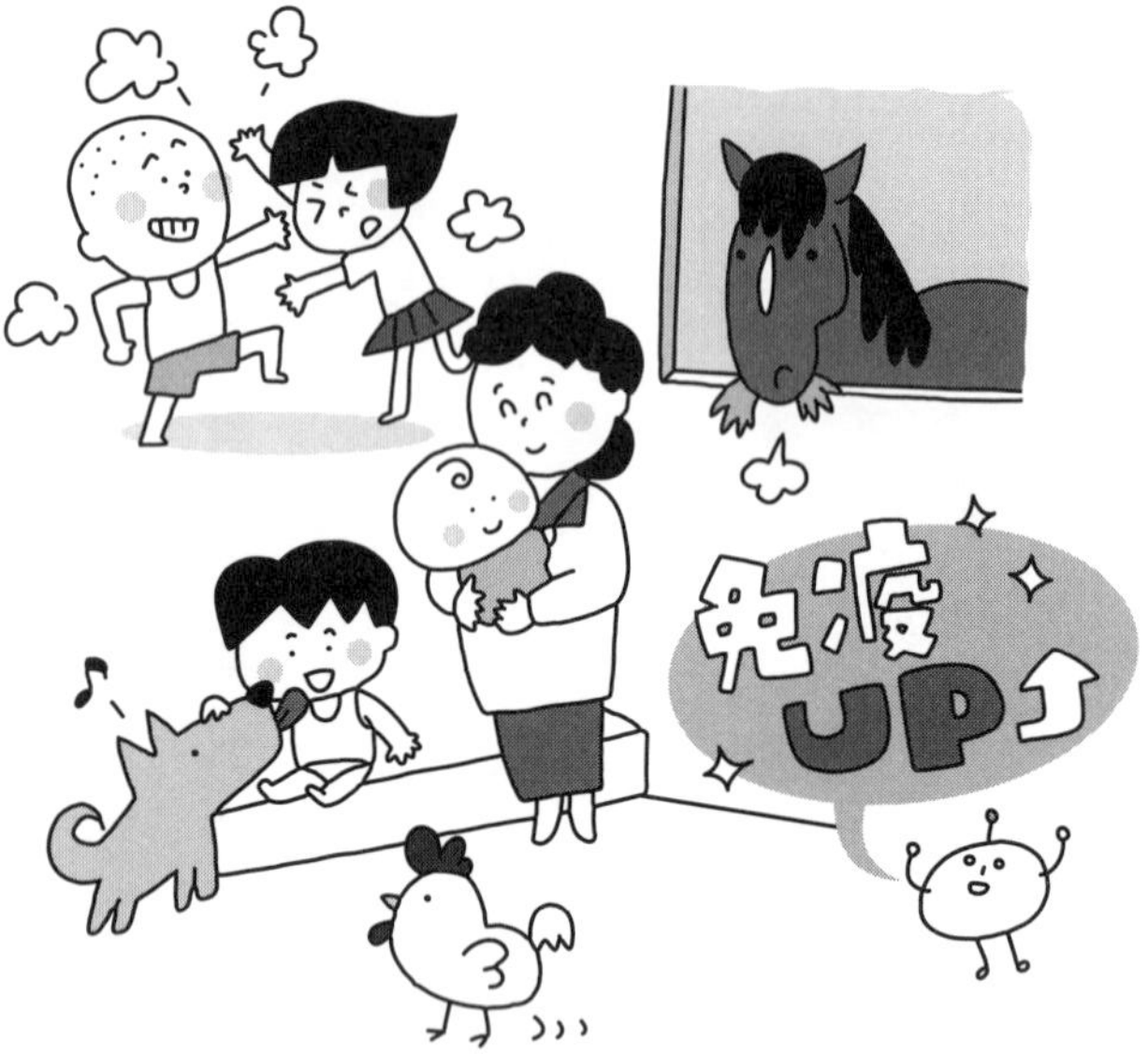

はいいのである。
生後2週間から6ヵ月の間は赤ちゃんの腸内フローラはしっかりしたシステムが出来あがってくる頃であるが、この頃は外敵の菌に抵抗体制が出来上がる境目であり、危険がいっぱいであるようだ。この頃は絶対にハチミツによる、毒素を持ったボツリヌス菌の感染は避けなければ、生命の危険もあるという。
蜂蜜は、抵抗力のついた生後1年以上経過してからでないと与えてはいけないという。

（ハチミツ＝ボツリヌス菌＝危険がいっぱい）と、記憶することが重要である。

腸内細菌の棲みつく過程がおかしいと、アトピーもしくはアレルギーになりやすくなる恐れがある。

アレルゲンの侵入を防ぐにも、腸管粘膜をしっかり作り上げることが大切である。作り上げるためにはたくさんの腸内細菌が定着出来る環境で過ごすことが良いという。

子供の夏休みには田舎で駆け廻ることで、丈夫な腸作りができるのではないだろうか。

腸内発酵を強くすることで腸は丈夫になる

腸内細菌の発酵のために摂ると良い栄養素は、難消化性のオリゴ糖類、多様性に富む繊維質類、消化耐性でんぷん類などである。これらは伝統的な日本食の成分だ。

腐敗環境に傾斜している腸内環境を発酵環境に改善するために、発酵に導く素材を摂取することは、最も重要なことである。

人体内の最大の臓器の腸は、常にエネルギーを生み、腸粘膜の新陳代謝を活性化させるために重要となる有機酸（短鎖脂肪酸）を生成し続けなくてはいけない。

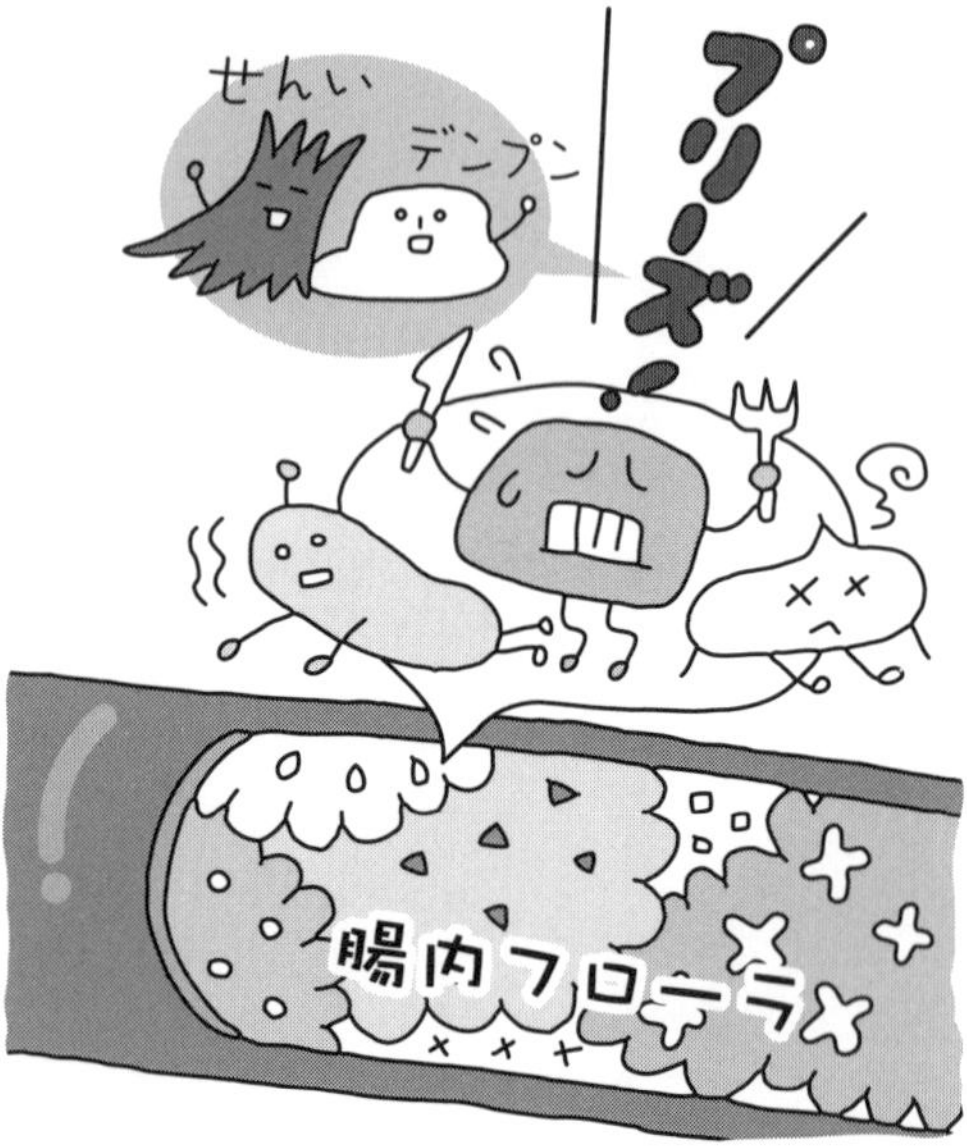

腸内フローラは腸の異常を常に修正する働きを持っているが、更にその働きを強力に支援するためには、ヒトが積極的に良い食事の環境を作り上げることである。
高齢化社会の中で、お年寄りの腸内細菌のネットワークが乏しくなる原因は、食事の摂り方の事情がそれぞれ異なることに端を発するという。
まず食欲が無く、咀嚼できないことにより消化に良い流動食に頼らざるを得なくなる。そうすると小腸上部で吸収されやすい各栄養がいちはやく吸収され、大腸の腸内フローラが要求する、充分な繊維質、オリゴ糖、消化しにくいでんぷんを届けることができない。

腸内発酵を活発にする材料不足が続くと、腸内フローラは自然に腐敗環境をつくり、抵抗力は低下して感染症に対して無防備になる。

また、中間菌（日和見菌）は悪玉ネットに大きく傾斜して下痢便秘などになり、快適な暮らしは無くなってゆくことになるようだ。

患者さんに元気になって頂きたくて、ブドウ糖を点滴で血中に流し込んでも、腸内フローラには届かず、活発な発酵は望めないことになる。消化耐性あるいは難消化性の各糖質を食事として、ペースト状に工夫して直接腸に届けることが、腸内フローラへの栄養補給になるのである。

第六章　プロバイオティクスの1つ、酵母菌のちから

気をつけなければいけない抗生物質の利用

人のために腸内細菌が発酵材料に使う栄養素（プレバイオティクスとしてのオリゴ糖から不溶性繊維まで）について述べてきた。

次に、体内に摂り込む発酵菌などのプロバイオティクス（他の生物を助ける細菌あるいは微生物）について述べよう。

外から取り入れる発酵菌として、乳酸菌、ビヒィズス菌などを摂った経験があると思う。

風邪を引いたり怪我をしたりしたときに病院より、抗生物質を処方されるのと同時に乳酸菌やビヒィズス菌製剤も処方される。

抗生物質を飲むと、常在菌のなかで、特に善玉ネット細菌（乳酸菌、ビフィズス菌など）、そして一翼を担うクロロホルム耐性菌という常在細菌群が弱体化し、腸内細菌のバランスが悪くなって水分を処理することが不能になり、下痢気味になりがちだ。

このようなことは、一般的に多くは知られていないようだ。

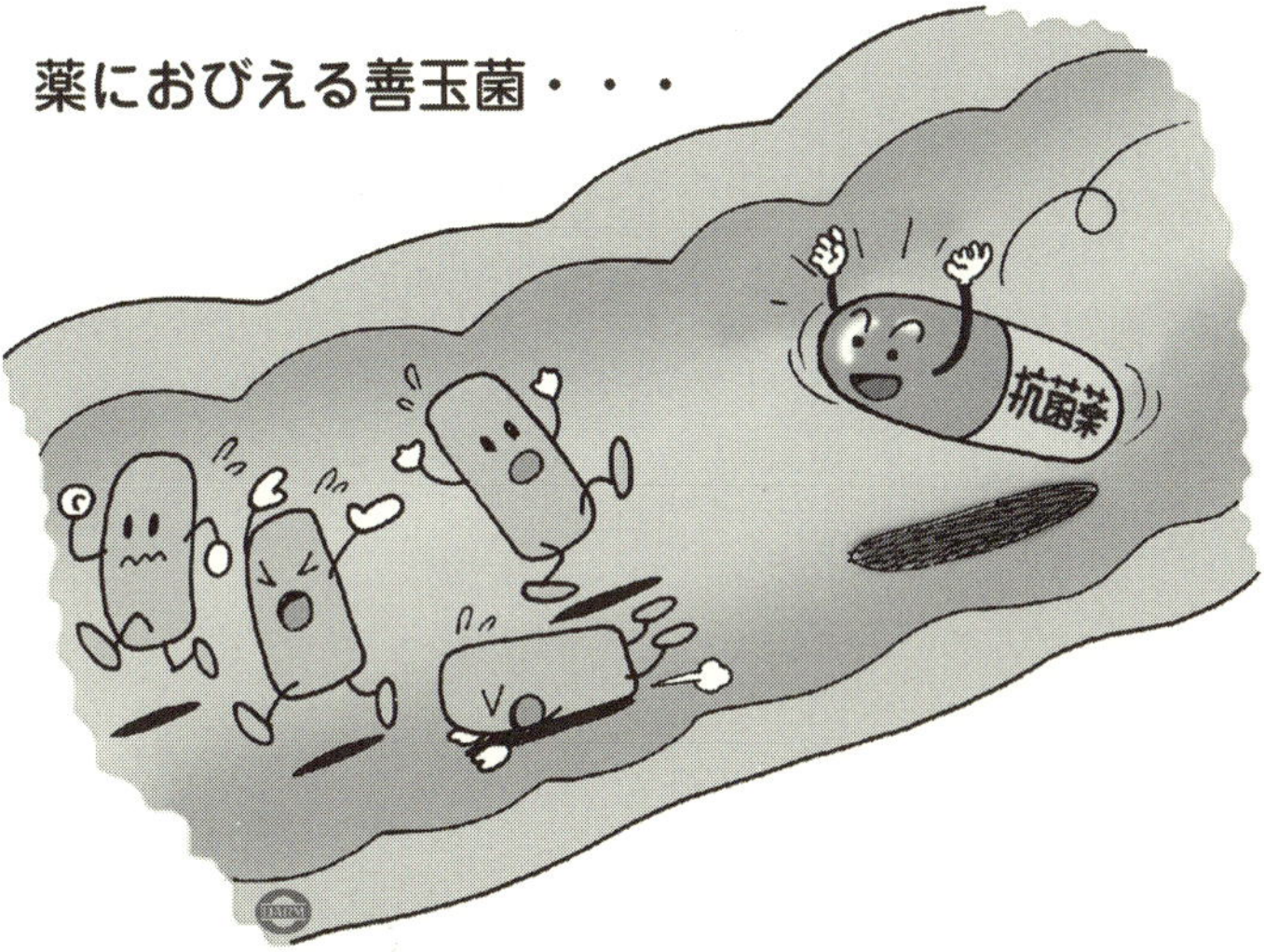

そういった下痢ぎみのおなかにならないように乳酸菌、ビヒィズス菌などの生きている細菌を補い、バランスを維持しようと医師は処方する訳である。気配りの処方にはありがたいことであるが腸内にとっては気休めにしかならないらしい。善玉ネットを回復させるには棲み続けている菌達の、ネット再生力に期待するほうがよいようだ。

抗生物質を服用するときばかり常在菌のバランスが崩れるとは限らない。便秘や下痢になったときなどは薬局で有益菌の入ったお薬を奨められると思う。必要なときに服用することは、疑問符付きではあるが良いことと思う。

ただ生きたままで大腸までどのくらいの確率で届くことが可能なのかは、個人差もあり、なんともいえない。

常在菌のバランスが慢性的に崩れているときなどは、どのようにすべきか迷うだろうが、バランスが崩れることもあることを見越して、あるいは抗生物質を投与する前に、自分の腸内細菌を採取して保存管理して、バランスの崩れたときに飲むのが理想的だろう。

ただ、残念なのは、今のところ、それをうまくやれる方法はないことである。

腸内細菌の発酵を助ける酵母菌

ここでヒトの健康をずっと支え続けて食べ物をおいしいものにしたり、保存をできるようにしたり、栄養価を高めたり、酔って楽しめるアルコール類を作ったりして、ヒトの生活を発酵と言う化学反応をもって支え、そして消化管を通過もしている酵母菌のことについて述べよう。

酵母菌はキノコに似ている菌類であり、糖分を分解してアルコールや炭酸ガス、旨味を作り出す能力を持っている。炭酸ガスを活かすならパンを作るためにその特性を利用し、アルコールを作るなら酒、ビールの醸造などにその特性を使い、香りと旨味を出すためには味噌、醤油にその特性を生かすことで、数々の食品の製造にかかわっている。

酵母は不思議な生き物で、酸素があっても生育できて、酸素の無い所ではアルコールを作りながら生き延び、そして繁殖するのである。

ヒトに多くの恵みを与え、多くの仕事を引き受けてくれる、強くて逞しい菌である。おなかの中での酵母菌の活躍と他の常在菌の関係は良好で、お互いの発酵生成物を餌にしながら、生き延び増殖すると考えられる。

酵母菌も、消化耐性の繊維などが発酵して得られる糖などを餌にする。また、酵母菌はアミノ酸、ビタミン、ミネラル、脂肪酸などを合成できる各種酵素を豊富に兼ね備えている。

豊富な各種酵素を備えている酵母菌は環境に応じて、酵素を使いながら発酵分解して環境を整えようとする。

酵母菌は自己消化したときはとても栄養が豊富な食品となる。高い栄養を要求する腸内細菌の増殖の格好の餌にもなっていると推測できる。その高い機能性からヒトの為にも薬用酵母として栄養補給、整腸などに活用されている。

「酵素」と「酵母」の違いについて

おなかの相談で良く聞かれる質問の中で、「酵素」と「酵母」の違いの解答を求められる。学んだ中から述べたい。

酵素とは酵母菌の代謝（生きているものが生きてゆく為に行う分解と合成の意）の担い手のことで、栄養分を分解、吸収して細胞を組み立てる触媒（触れる物質の化学反応を進めたり抑えたりする物質）の働きをするものである。

酵母は「酵素の母」と言われ、その小さな体の中に増殖物質や代謝機能を備えている微生物で、非常に多くの酵素を蓄えている。酵母は酵素力を活かした発酵食品の製造工場とも言える。

どんな生き物の体内にも必ずと言って酵素が存在する。

まずヒトの体の中の酵素について述べよう。

人間の酵素は体内には約１万３０００〜１万４０００種くらいあると言われている。

ヒトの酵素は食として摂ったアミノ酸を吸収して体内で合成して作られている。

こうした体内酵素は、その働きによって「消化酵素」と「代謝酵素」の２つに分けられる。

そして、この２つの酵素の働きが、人間の生命活動のすべてをつかさどっているのである。

つまり、酵素がなければ、私たちは、体を動かすことも、考えることも、食物を消化・吸収することも、音楽を聴いたりすることすらできないのである。

人間には、生きるために毎日、外から食べ物をとり、「消化酵素」が食べたものを細かく溶かして分解し、胃や腸から吸収できるように食べ物の消化・吸収を司っているのである。

次に、胃や腸から吸収された食べ物（栄養素）は体を動かすエネルギー源になったり、皮膚や筋肉・骨などを作ったり、あるいはホルモンや神経伝達のためのいろいろなしくみ、さらに解毒・排泄・免疫といった生命活動を担う材料として組み立てられ、利用されていくことになるのである。

これらを司どっているのが「代謝酵素」である。

このように、人間の体内では、消化酵素によって消化・吸収された栄養素が、代謝酵素によって全身の機能を作り出す、という作業が延々とくり返されているというわけだ。

暴飲暴食の人は消化酵素にその酵素を大量に使い、温存しなければならない代謝酵素まで消化酵素として過剰消費してしまうことになり、健康な生命の維持に危険信号がでる可能性がある。

インスリンホルモンを製造する為にもインスリンを作る酵素がないと出来ないので、消化酵素ばかりに横取りされては血糖コントロールもままならない。


次に食として取り込んだ酵素の働きについて述べよう。

世の中「○○酵素」というサプリメントがたくさん出ているが、口から摂った酵素はタンパク質性のもので、分子が大きくて、そのまま腸から体内に吸収されて、体内の酵素を補うというわけにはいかないのである。

ヒトが必要とする酵素もコラーゲンも、摂取したアミノ酸から体内で合成されるのである。コラーゲンなども直接に腸より吸収できないもので、吸収できるようにアミノ酸に分解されてから吸収され、そして再び合成されるようだ。

有名な食物酵素メーカーに聞いたが、酵素食品の中味は「何ですか？」と聞いたところ、「社名は酵素でも商品の中味は酵素ではない」と応えてくれた。

数種の植物と砂糖を樽に詰めて、酵母菌とか野菜の持っている酵素（ヒトも植物も自分の体内に酵素を持っている）の働きで得たものを瓶詰めにして販売している食品とのことであった。

このように熟成させて得たものは吸収しやすい食品であるとのことだ。

酵素そのものはタンパク質で、分子は大きく腸管から吸収できないので、このことを良く理解しないと瓶の中味は酵素そのものと勘違いされてしまう。

砂糖を使っているから糖分も多くて、糖尿病食としてはカロリー計算をしなければいけないが、断食のあとの復食に活用するのは良いようだ。

酵母はたくさんの醗酵食品に応用されている。

また酵母は栄養補給、整腸などに活用されているが、直接摂ることはあまり理解されていないようである。

酵母は、種類こそ違うが体内にも定住している酵母もあり、醗酵食品の中に生きたまま通過していく酵母菌も沢山ある。が、食として摂りいれるならば酵母菌なら何でも良いと言う訳ではなく、素性がはっきりしていているものがより安全安心となるものだ。

生きている酵母の役割は、腸の内部で起こっている数々の化学反応に参画して、腸の内部環境を改善する適応酵素を作り出すことにある。

酵母が作る酵素や有機酸が腸内細菌達の発酵の連鎖につながり、そして腸を善玉ネットに導いてくれるのである。

なお、消化管は、いわば「ちくわ」状で、管の部分は口から肛門まで外部と続いている。酵素も、だから、その一本道の「ちくわの穴」での化学反応である。消化管から身体の内側に入った中で数々起きている化学反応とは区別して、混同しないようにしてほしい。

やや横道にそれた感があるが、なかなか難しい世界である。酵母と酵素を良く知ることで何が腸にとって必要かを見極めなければならないようだ。

酵母菌でダイエットを期待し過ぎないのが良い

最近、「生きた酵母でらくらくダイエット……」と言ったうたい文句でショッピングチャンネル、インターネット、ミニコミ紙などに登場している商品がある。生きた酵母菌を混ぜれば、食べ物のカロリーが大幅に低下するから、ダイエットにはピッタリだ、ということらしいが、その真偽のほどは定かではない。

ただし、生きた酵母菌は確かに有益な菌である。一つのプロバイオティクスとしてもっと多くの優れた良さを知れば、食としての活用幅がでてくる。

この酵母菌についてもう少し述べよう。
1、ヒトに多大な恵み（発酵食）をもたらし、ヒトの体内を通過している菌である。
2、糖を消化分解する微生物である。
3、炭酸ガスを作るパン酵母はヒトが直接摂っても安全である。
4、アミノ酸、ビタミン、ミネラルの構成比も良く、栄養が豊富である。

5、自己消化して酵母エキスになれば、細菌の餌になりうる。

6、消化酵素が豊富である。

7、グルタチオン、核酸、カタラーゼ等を有する微生物である。

8、強酸（pH1・5位）から強アルカリ（pH10・0位）まで生きて活動できる。（胃酸、胆汁にも強いので腸管各域で発酵が可能と考えられる）

9、宿便、老廃物が停滞して有害菌により有害物質を生成した時、温床を酵母菌の酵素により早く発酵分解する可能性がある。

10、酸素のある箇所でも、酸素の無い箇所でも酵母菌は増殖できる能力がある。

11、ヒトの消化管の中で発酵の条件を整え、腸内常在菌との間で発酵の連鎖を誘導する可能性がある。

12、酵母菌の菌体自体が繊維でもある。

13、ヒトに常在している菌と共棲してバランスを整え、活性化させる可能性がある。常在菌のバランスが崩れて通常の発酵力が落ちているときこそ、酵母菌が腸管全域で発酵を支援して、その生成物をもって常在菌を活性化させて、善玉ネットに建て直しやすいと考えられる。

こうした、酵母菌の働きによって、食事を確保した腸内フローラは、多くの有機酸（短鎖脂肪酸）を生成して腸管のエネルギーを生み出す。

だから、酵母菌には、基礎代謝を上昇させつつ健康に美しくやせさせる可能性がある、ともいえるわけだ。

又、腹八分の食事と酵母菌を併せて摂っていれば、太る心配は少なく、おまけにダイエットがついてくるとも考えられる。

■腹八分目は腸内細菌を改善し長寿に■

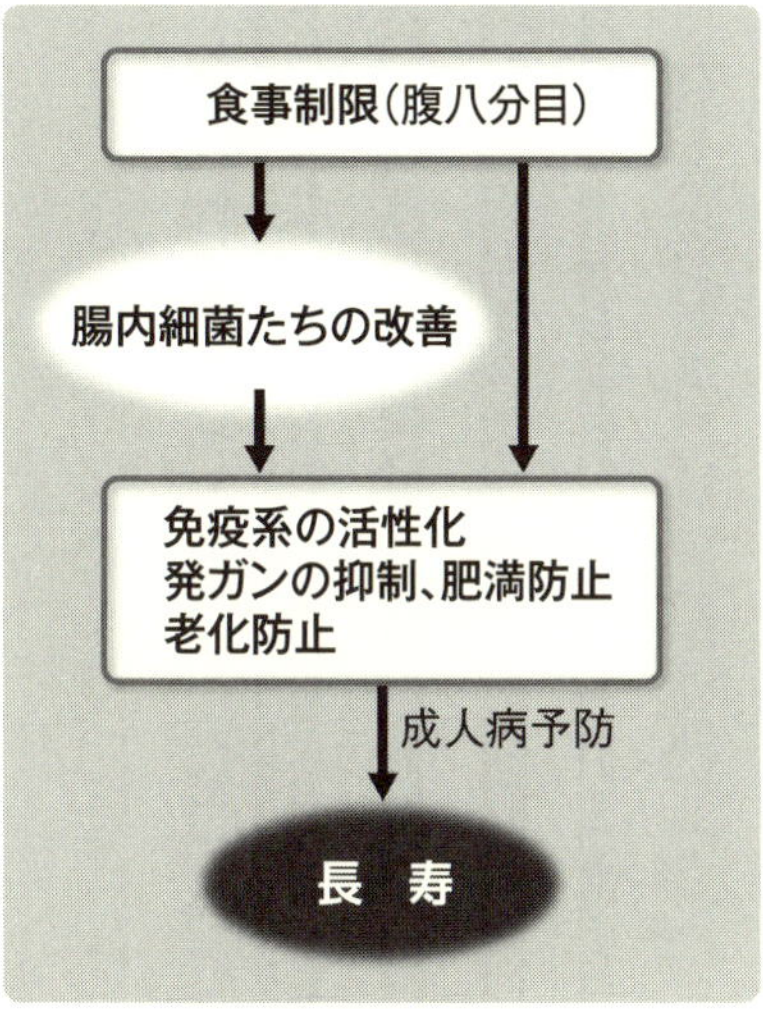

森下 芳行（著）「腸内革命」より

あくまでも健康がメインで、ダイエットはそのご褒美、と考えた方がいいかもしれない。

食べた糖質を酵母菌の力でいちはやくカロリーダウンができればスリム化できる、という短絡な考えより、酵母菌と消化耐性糖質をコンスタントに摂った方が腸内環境も良くなり、体重も低く維持でき、気分もすっきりしてスタミナも継続できる、とみるべきだろう。

過度の減量食ダイエットでは長生きできないよ

炭水化物である食物繊維は腸内細菌の大切な栄養素であり、増殖しやすくする住環境のための素材でもある。

とにかく栄養を拒み、ダイエットへまっしぐらでは腸の抵抗力は極端に弱くなり、便秘を招き、血液は汚れ、血流は悪くなり、不健康な体に繋がっていく。

じょうずに糖質を取るダイエットこそ賢く健康的であることを知って頂きたい。

現在、長寿の女性は若い時代には、貧困な食料時代を生き抜いてきたことを考えると、何か健康ダイエットのルーツが隠されているような感じがする。

彼女たちといえば毎日規則正しく1日3食の食事生活で、ごはん、野菜を中心に今から見ればずいぶんと質素な食事であったに違いない。

栄養のある肉などは夫や子供に与え、自己犠牲的な食生活が、結果的には、女性を健康に導き、寿命を延ばすことができたと言っても過言ではない。

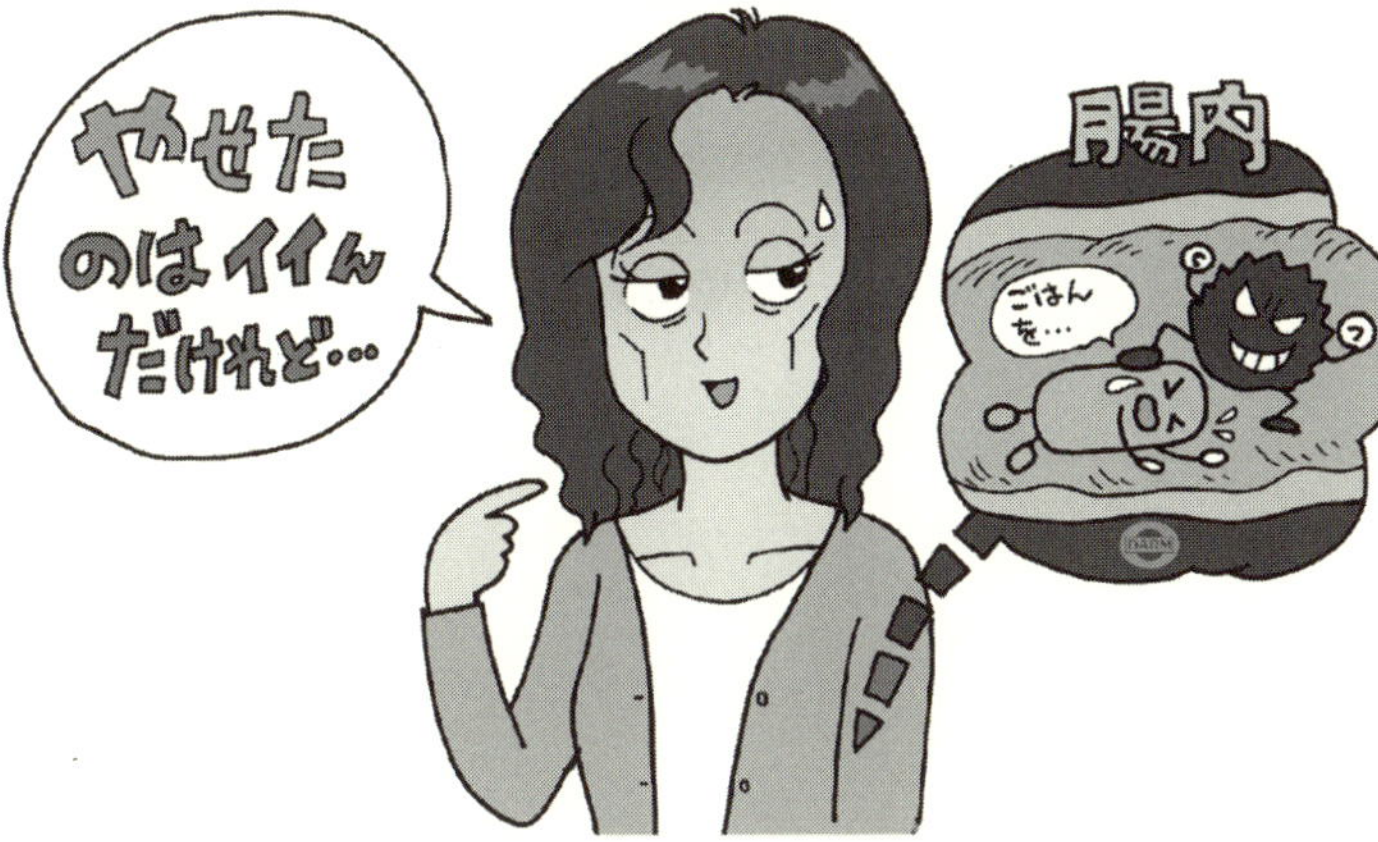

消化耐性でんぷんや食物繊維を中心に食べていたので、大腸への栄養素はたっぷり届けられていたことになる。

腸内細菌にとって大切な豊富な栄養素をもとに、活発に有機酸を作り出して抵抗力を高め、それほど便秘に苦しむことも無く、健康な生活をしていたのではないかと推測できる。

糖質を摂らないダイエットは脂肪を燃やし「ケトン体」と言う燃やしカスを出し続け、体は酸化して、血の気が無く老いてゆくような痩せ方になるものだ。

ワンフーズダイエット（一種類の食品でのダイエット）も同じことが言えるし、飽きてくることでリバウンドによる失敗例も多いのである。

腸内細菌を発酵に導くことができるように、プレバイオティクス（オリゴ糖、消化耐性でんぷん、食物繊維）を考慮して摂取して、毎日ほれぼれする大便を出すことにより、顔の色も明るく透けるような美しさを保てるものである。

腸の内腔がきれいになると肌もきれいになるので、高い化粧品を求める前に腸を少し愛してほしいものである。

第七章　腸内細菌たちの食事は決してぜいたくではない

腸内細菌が毎日食べるものって何だろう

私は、腸内細菌が毎日食事をすることを理解できるようになって、腸をいたわる気持ちが生まれた。

1人の腸内細菌の総重量が100種100兆で1〜1・5キログラムあると言う。微生物すなわち超微細な生き物だけど、それだけの重さがあって、何も食べないで生きている訳は無いのだ。

そのあたりから「腸」「食事」「健康」の赤い糸がつながり始めた訳である。

この単語一つ一つは切り離して語ることは出来ないが、どのようにつなぎ合わせて、関連つけてトータルで健康の話しをしてよいかを考えている。

まず人前でお話をするようなときは「腸」「食」「健」を「朝食券」として覚えやすく表現するようにしている。

とくに朝の食事が体に及ぼす良い影響を説き、朝食抜きはヒトにも腸内フローラにも決していいことは無いと重ね併せて説明するようにしている。

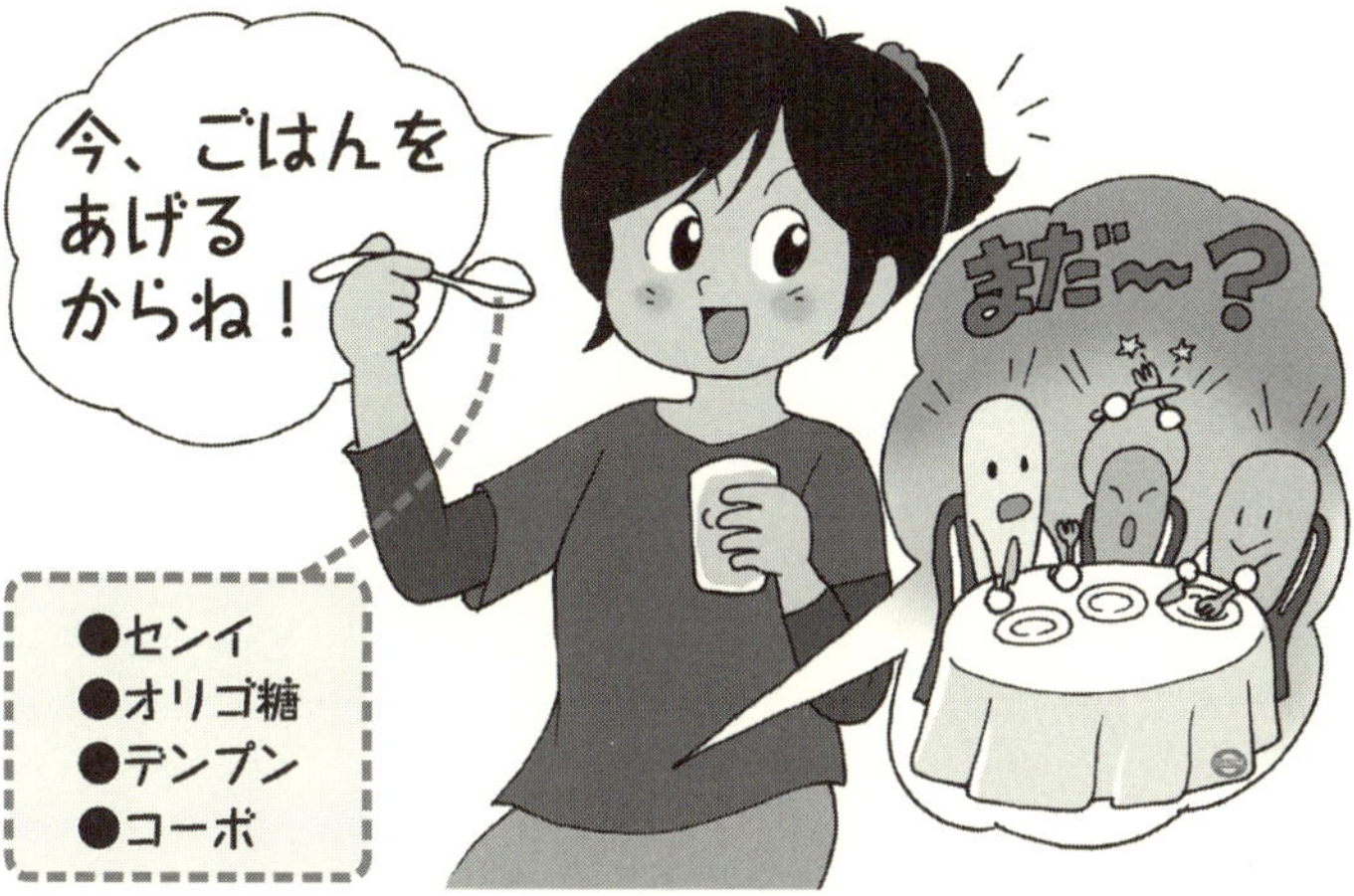
今、ごはんを
あげる
からね！
まだ〜？
●センイ
●オリゴ糖
●デンプン
●コーボ

話しを戻そう。

腸内細菌全体で1日当り糖分として30〜50グラム（オリゴ糖又は食べ物の炭水化物）くらい、タンパク質15グラム（大腸へ行く餌として）くらい、それから消化液（酵素）粘液などの分泌物、腸の粘膜の剥がれ落ちたもの（体の表皮で言うと垢みたいなもの）、食物繊維（各種繊維、消化耐性でんぷん）として15〜20グラムくらい、死滅した腸内細菌の内外皮、腸内細菌の生成する有機酸（酢酸、プロピオン酸、酪酸などの短鎖脂肪酸）などが食事となっているようだ。

腸内フローラが一次的には糖あるい

はタンパク質も必要としていることもあり、二次的には生成したもの、使用済み的なものも上手に利用してバランスをとっていることが理解できる。

こうして見ると腸内に生きている細菌は何一つ無駄にしているものが無い上に、リサイクルのような活動もしていると理解できる。

こういった腸内フローラの毎日の活動は、宿主であるヒトの食事内容に影響を受けやすい。

消化器が「ちくわの穴」だとは、前も書いた。腸管内腔を含めた消化管は身体の内側ではなく、口と肛門の出入り口を持った外側でもあるわけだ

すると、そこで活動する腸内細菌もあくまで外での生命活動であると言えるわけだ。形は内側でも常に外側の情報と接しながら活動しているのが、腸であり腸内フローラである。

私たちにとって、腸内細菌は、いわば直接会話が可能なくらい身近な存在ともいえる。

腸内細菌栄養学があったらいいな

腸内フローラのバランスと活力が人の健康を支えていると理解し始めたあたりから、栄養学について新たな考えが芽生えてきた。

ヒトは糖質、タンパク質、脂肪、ビタミン、ミネラルを性別、年代、作業量別にそれぞれ、どのくらい摂れば栄養のバランスがいいといえるか、所要量基準が定められている。

それと、食事の欧米化による弊害を考慮して、その5大栄養素のほかに、新たに食物繊維が栄養項目の対象となっているようだ。

ビタミン、ミネラルなどが不足した場合の情報は溢れていて、補うことの大切さの情報や、製品化されているビタミン、ミネラル類の豊富さは莫大であり、関係する企業はしのぎを削って営業活動している。

ところが、まだ腸内細菌が求める栄養必要量については、さほど注目されていない。

腸内細菌の存在を考えた栄養の取り方が、健康状態を左右するのかもしれないという

■食べ物が役立つ■

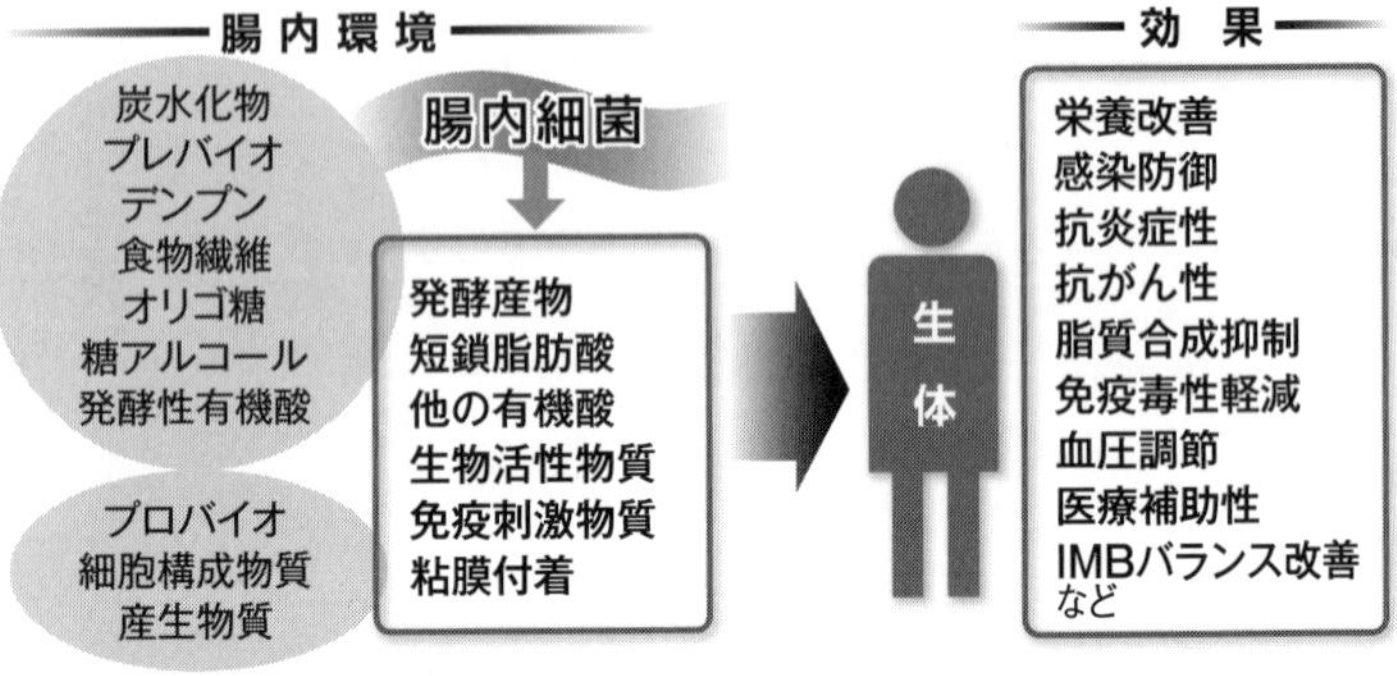

森下 芳行（著）「ママのおなかエコロジー」より

のに。

腸内細菌が求める栄養素のひとつは糖（ブドウ糖）であるが、あまり小腸で多くを吸収されては困るのだ。ヒトの小腸で吸収されないものを、腸内細菌が自らの力で発酵をして得る。したがって、腸内細菌が多く棲息している大腸まで辿り着く糖類が重要と言うことである。

その代表的なものが、オリゴ糖、消化耐性でんぷん、食物繊維のプレバイオティクスである。

ヒトの消化酵素でなかなか消化されず、大腸まで届くことが良いと言うことは、栄養学としては新しい栄養学（ネオ栄養学）で、消化されない栄養素を逆手に取って保健栄養に役立てる、という面白い考え方でもある。

消化耐性（ヒトの消化酵素で消化されにくい）のあるオリゴ糖を消化できる酵素を持っている細菌がオリゴ糖を利用できる。その代表となる細菌がビフィズス菌だ。

ビフィズス菌の増殖により、ビタミンが作られ、カルシウムの吸収を良くすることでヒトの栄養に寄与するのである。

「あなたの今の健康状態から言って、オリゴ糖を〇〇グラム、でんぷんを〇〇グラム、食物繊維を〇〇グラムほど追加しないと腸の機能は改善しません」……と栄養士の方から指導を受ける「ネオ栄養学」が生まれることになれば良いと私は考えるのである。

コマーシャルに影響を受けて、身体に良いからと言ってサプリメントを偏った摂り方をするのも避けなければならないのであるが、良いとなれば摂りたいのが人情である。

オリゴ糖を摂りすぎて下痢になり、不溶性繊維を摂りすぎて便秘、痔になることもあるようなので、そこは注意したいところである。

腸内全域に棲息している細菌達に対して、栄養物がバランス良く届くように献立されていなければならない。そうすることにより善玉ネットが出来上がり、菌への食育となるのである。

ビフィズス菌のごちそうオリゴ糖

「オリゴ糖」なる言葉が世に知られて久しくなるが、腸内細菌に良いものとはすでに多くの人はご存知であろう。

特定保健用食品（トクホとも言っている）の中にオリゴ糖を配合している商品は、半数近くになっているそうで、そして効能としての表示も「おなかの調子を整える」となっている。小腸で吸収される消化の速いブドウ糖、砂糖、果糖、乳糖などは1グラムで約4キロカロリーのエネルギーがあるが、大腸に届かない。大腸に棲んでいる細菌たちの主食はブドウ糖であるが、どのように届けるべきかが問題である。

せっかくビフィズス菌がいても、餌が届かなければ、人に良い影響を与えてはくれない。

小腸で吸収される口障りのいい糖は、過剰にとってもビヒィズ菌の餌にならず、太

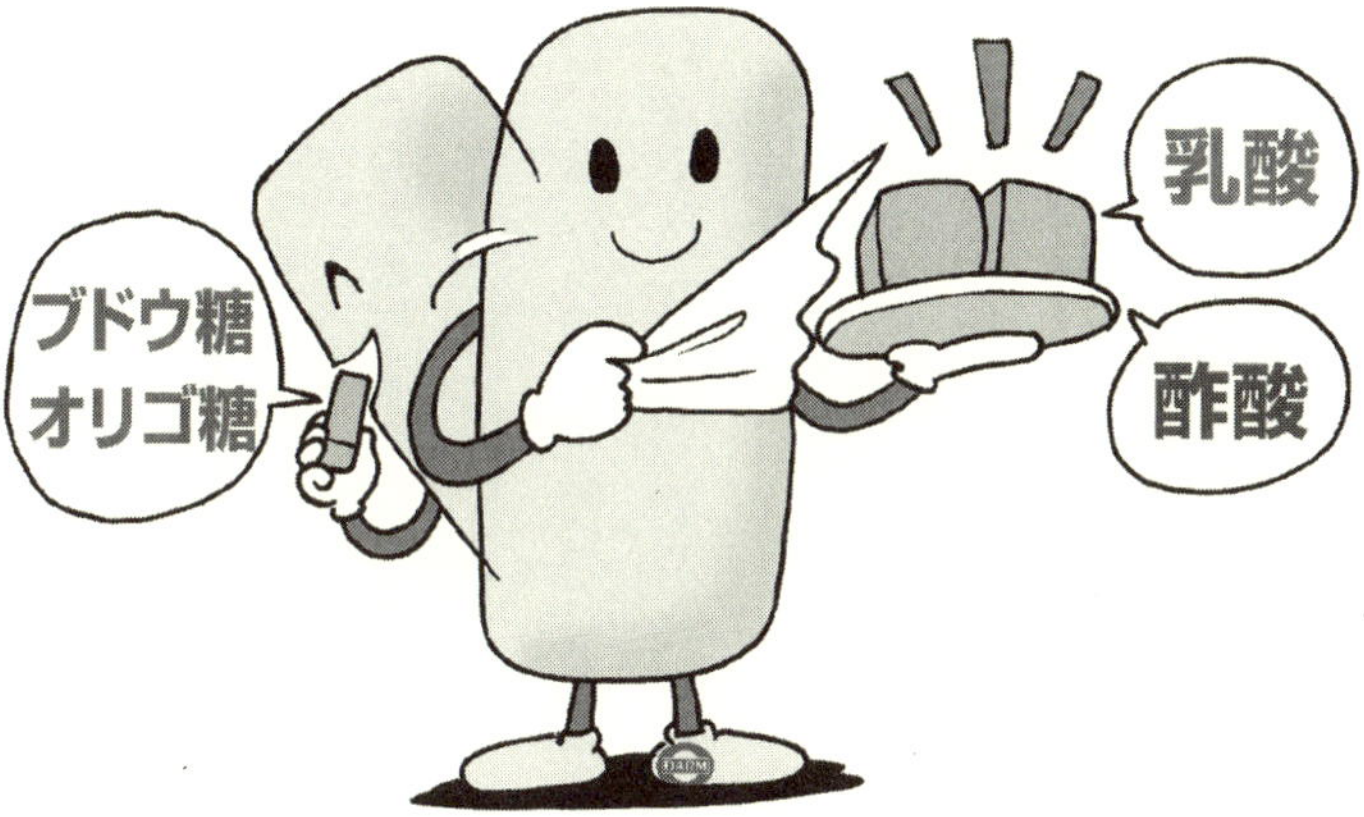

る材料になりかねない。
その点でオリゴ糖は人の消化酵素で消化されにくく、小腸の終わりの部分から大腸まで届き、ビヒィズス菌に利用（発酵）されて、ビフィズス菌などが増殖すると証明されている機能的な糖だ。
デンプン、砂糖（ショ糖）、乳糖、大豆などに酸や酵素などを働かせて調整して得られる。
この、オリゴ糖は難消化性の糖である。グルコース、フラクトース、ガラクトース他などの一つ一つの単糖（糖の最小単位）が組み方と種類こそ違うが、2個から10個くらい連なった形をしている。

そして小腸の始めの部分では消化されず、小腸の終わりの部分から大腸に到達して
そこでビフィズス菌などが好んで消化発酵して、酢酸や乳酸などの有機酸（短鎖脂肪酸）を生成する。

生成された有機酸は腸内を酸性にして、また、大腸で吸収されエネルギーなどを生むのである。

たとえば、私の故郷・北海道・中札内村の名産品・甜菜（砂糖大根又はビートと言われている）でもよく作られるオリゴ糖のラフィノースなどは、非吸湿性で大腸の方まで届くとも言われている。

それに何と言ってもビフィズス菌の発酵と増殖から生まれる二次的な機能性に魅力がある。ビフィズス菌が増殖すると中間菌（日和見菌）も増え、プロピオン酸なども生成して血清コレステロールも低下するという。

善玉ネット支配のときは中間菌（日和見菌）と手を取り合って協力体制を取るので勢力的にはとても好ましいことである。

腸内細菌たちが元気にスクラム組めば、有機酸（短鎖脂肪酸）の生成で腸内酸性度

が高まり、O－157にも負けない腸内フローラが形成されることになる。

水に溶ける有益なセンイ

水溶性植物繊維は、果物に含まれるペクチン、海藻から作られる寒天、昆布、こんにゃくの成分のグルコマンナン、干瓢、切り干し大根などに多く含まれ、水に溶け、粘度を高める。

この水溶性食物繊維がどうして腸に良いのかを知ることは、またおもしろい。

食物繊維を摂っても、どんな種類が腸のどの位置で有用性を発揮するかは種類ごとに違う。以前、動物実験ではあるが研究発表を拝見して、とても興味深く感じたことがある。

例えば、オリゴ糖や各種繊維を別々に分けて動物に与えて、腸のどの部分の細菌が利用するかが測定されている。

その中で、水溶性食物繊維の利用される部位は上行結腸（上に立ち上がっている大腸）だった。

小腸から大腸に流れ出ていく食べ物の状態はほぼお粥のような状態である。

水溶性繊維も、そんな状態で腸内細菌に届くことにより、腸内細菌はその繊維を発酵させて有機酸（短鎖脂肪酸）を生成する。その生成された有機酸がナトリウムと水を腸管内から血中へ吸収する。そして徐々に便が形成されていくのである。

実際はそんなに単純ではないと思うが、なんとなく、そのシステムは理解できた。

また、水溶性繊維は物理学的性質として糊化（加熱などによってデンプンが水を吸って、のり状になること）する度合いが高いと言うことで重宝されている。

便量を多くするとともに、粘度ゆえに胃内とか腸内での滞留時間が長いために、消化吸収のスピードが落ちてコレステロールの吸収を低下させ、血中コレステロール値の上昇を抑えるのに役立つ。何よりも食後の過血糖を防いだりすることなどは実に優れものと言えよう。

厚生労働省では、食物繊維の摂取量を成人で1日17g以上くらい摂ろうと言っているが、残念ながら、現在の平均摂取量は14g～15g。

まだまだ少ない。

消化耐性でんぷんを待っている細菌たち

消化耐性（消化されにくい）でんぷんとは何だろう。

ごはんのでんぷん、トウモロコシのでんぷん、ジャガイモのでんぷんなどで身近な食品に含まれている成分である。食品名だけを見ると、消化されにくいどころか吸収が良くて、血糖値も上がって、太りそうと思うだろうが、実はとてもとても優れものなのである。

消化耐性でんぷんはなぜ腸に良いのか。消化耐性でんぷんは胃や小腸で消化されないアミロース（前述）が、大腸まで行き腸内細菌のごちそうになるからなのである。

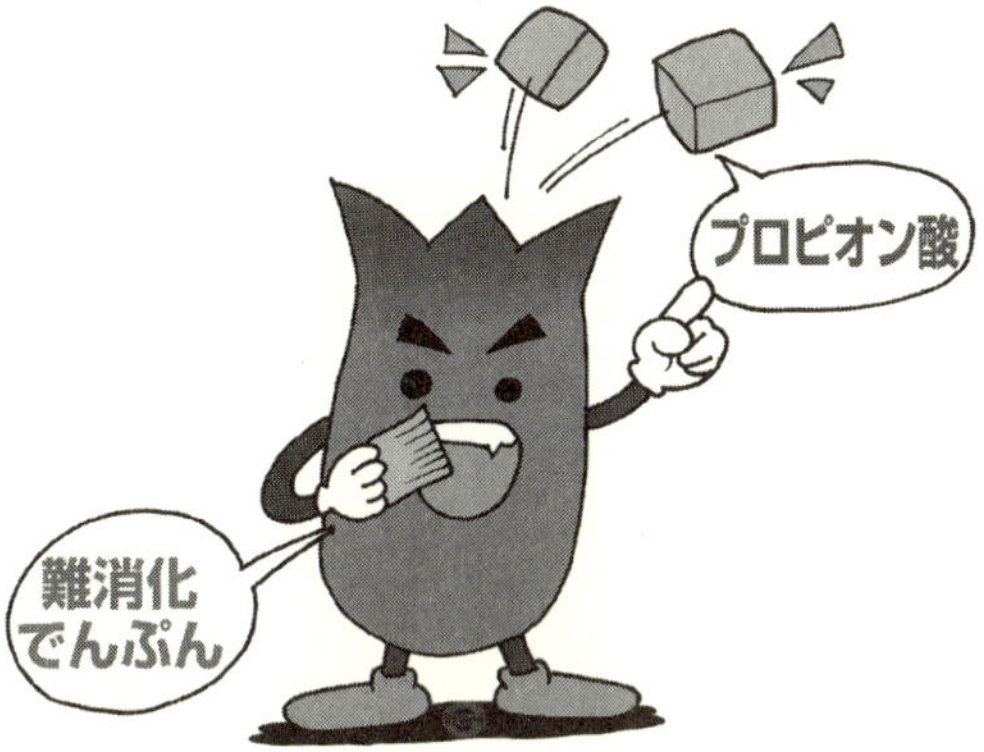

部位では、消化耐性でんぷんが細菌に利用され

るのは、だいたいは横行結腸（横に伸びている大腸）あたり。

あくまでも仮定だが、弛緩性便秘で垂れ下がった横行結腸に活力がつきそうである。このあたりの腸内細菌になると複雑なネットワークを組んでいるらしいが、消化耐性でんぷんを発酵して有益なプロピオン酸、酪酸と言う有機酸（短鎖脂肪酸）を生成する。プロピオン酸は脂肪や血清コレステロールの合成を抑えてくれる。ミネラル（カルシウム、マグネシウム、亜鉛、鉄など）の吸収が促進されるとの実験報告も多い。

酪酸は腸管粘膜の血流量を増加させ、また水分の吸収を促進させる。何よりも注目したいのはがん化細胞の増殖を抑える作用だ。多くの腸内細菌学者が発表しているので、あらためて消化耐性でんぷんを摂ることとお奨めしたいと考える。

そういえば、日本人のごはん食は今、世界的に注目されていて、とくに米と魚が主体のお寿司屋さんは健康志向の外人さんには大モテのようである。

昔の日本人は、ごはんを毎食お代わりしていたように思うし、おかずなど無くてもおいしかったものだ。

日本全体で米の消費量の推移を見ても、多いときから比較すると半減しているが、米を食べて一生懸命働いてきた日本人に、大腸ガンは少なかったこと考えると、腸内細菌の有機酸（短鎖脂肪酸）の生成が旺盛だった故かもしれない。

欧米食に習って肉類を多く食べるようになり、全く逆の現象、つまり、洋風の生活習慣病が増加してくるのは、誰しも想像するのではないだろうか。

今後、消化耐性でんぷんを摂って、メタボリックシンドロームの元凶の内蔵脂肪を落とし、スリムに健康になりたいものだ。米粉がじわじわと普及しているが、もっと消化耐性の強い米粉を考えても良いのではないか。

消化耐性でんぷんに関する最近の話題は、繊維以上に大腸を活性化させ、大腸ガン抑制につながると言う研究が多いようだ。

ごはんと調理したジャガイモを室温に冷ますと、アミロースが増えることにより、消化吸収が遅くなるという。すなわち冷めた弁当、おにぎりが消化耐性素材として便秘、ダイエットに一役買うと言うことである。

腸内細菌の為なら室温のごはんもチンなしで食べることも、ひとつの工夫かもしれない。

「溶けないセンイ」をずっと待ち続ける細菌たち

玄米、無精製の小麦の粉末、燕麦を加工したオートミール、挽きぐるみのそば、豆類、野菜のスジ、ひじき、ビート（砂糖大根）、サツマイモ、きのこ類、おから、切り干し大根、干し柿などは不溶性繊維に入る。ビート繊維は水溶、不溶を兼ね備えバランスがとても良い。

不溶性繊維とは字のごとく、水に溶けないセンイで、大腸の遠位部まで確実に届くものであり、一般的には、そのまま太い便を作るもとになって、排泄されものと考えられている。

わたし自身、かつては、不溶性繊維は便を太くして押し出すもの、コレステロールを包み込むもの、腸内毒素とか宿便を掃除してくれるものと色々な活字を目にしたものを鵜呑みにしてきた。

しかし、本物の食物繊維学はもっと奥が深かった。

食物繊維学を学んでいるうちに、不溶性食物繊維の重大な役割を学んだ。

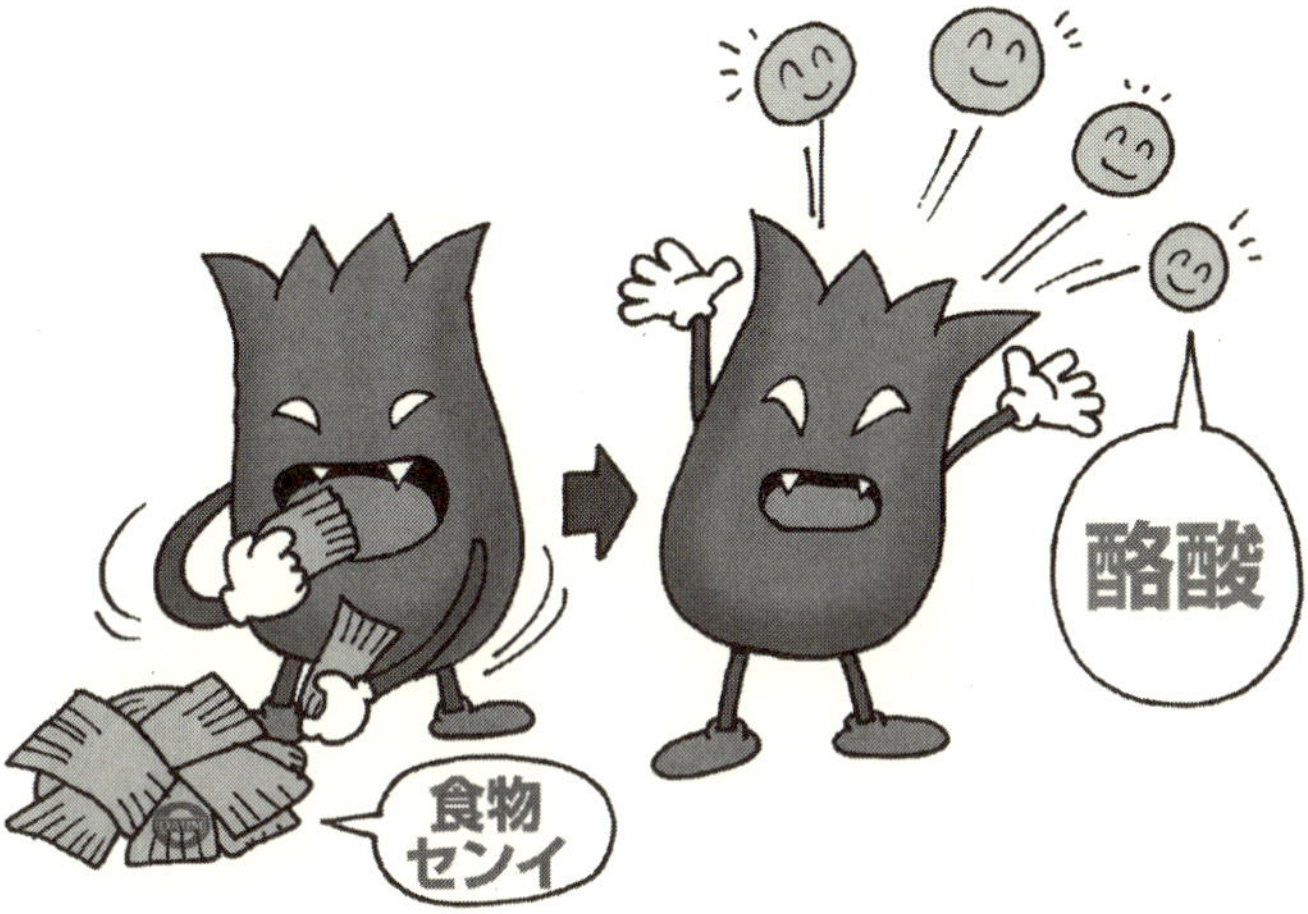

不溶性繊維は下行結腸（下に降りている大腸）付近に棲息している腸内細菌によって発酵されていることを知ることができたのである。

ここで大切なのは下行結腸で、不溶性食物繊維を待っている細菌が多く棲息しているということだ。そしてその部位に到達した繊維にむしゃぶりつくように発酵を開始して酪酸と言う有機酸（短鎖脂肪酸）を生成するということだ。

さらに不溶性繊維が下行結腸に棲息している常在菌の繁殖のためのジャングルであり隠れ家であり、安眠用ベッドの役割をしているということだ。

通常、下行結腸付近のことを想像すると、肛門にも近く、悪玉ネット細菌たちが勢力を伸ばし、臭いのきつい汚い便が溜まっている所と想像するだろうが、それは誤解である。

下行結腸には、繁殖して有害物質を作る細菌もいるが、不溶性繊維をたらふく食べてせっせと酪酸を作り続けている菌も多いと言うことを知って頂きたいものだ。

腸内細菌のために多種多様な炭水化物をどのようにどのくらい摂って、どこまで、届けるかを考えるのも大切なことだろう。

酪酸が多く生成されれば、腸を動かすエネルギー源、粘膜血流量を増加させ、水分吸収を促進させ、蠕動運動を促進させるのだ。また、酪酸は粘膜上皮細胞を増殖促進させ粘液分泌を促進したり、がん化細胞を死に追いやったり増殖を抑制する。

不溶性繊維は、身体に欠かせないものなのである。

第八章　細菌たちからの恵み、すごい有機酸！

腸を酸性にしてカルシウムの吸収を良くする

腸内細菌は100種100兆もいる訳だが腸内でいったい何を作っているのだろうか。そして作られたものが、ヒトにどのような影響を与えてくれているのだろうか。それを知ることで、自分のおなかに棲んでいる常在菌への思いやりも強くなると言うものだ。

この先を読むと、少し眠くなるかもしれないが、あなたにも腸内細菌学が身につきますよ。私自身もそうであったように。

ただし、腸のことに関心を持って頂くためには、とてもいい話だと自負している。

腸内細菌が糖類（オリゴ糖、消化耐性でんぷん、食物繊維）を発酵して作られるものが有機酸である。（一部アミノ酸の発酵からもできるようだ）

酢酸、プロピオン酸、酪酸、乳酸、コハク酸などがそれだ。

有機酸は酸だから腸内のペーハーを下げ、酢酸、プロピオン酸、酪酸はｐＨ６以下にまで下げ、強い抗菌性があり、病原菌の増殖を抑えるという。

病原大腸菌、サルモネラ、赤痢菌などの感染を抑える。乳酸とコハク酸は抗菌性があまり無いようだが、腸内においてはペーハーを下げるので、無くてはならない大切な有機酸である。

病原菌の感染から身体をまもる有機酸を確保するために、ごはん、食物繊維をたべ

■腸内発酵で有機酸が役立つ■

―腸内細菌がつくる短鎖脂肪酸の働き―

短鎖脂肪酸	
酢酸	抗菌活性、生合成素材、エネルギー源、酸素接種機能を高める、結腸血流促進、カルシウム吸収促進
プロピオン酸	抗菌活性、糖新生促進、血清コレステロール低下、カルシウム吸収促進
酪酸	抗菌活性、大腸粘膜のエネルギー源、抗癌性、癌遺伝子抑制、細胞分化、正常細胞増殖促進、HIV抗原顕在化、アポトーシス（ガン細胞は促進、好中球は遅らせる）、ヘモグロビン合成促進

森下 芳行（著）「腸内革命」より

ることの大切さが理解できよう。

次にカルシウムの吸収にとって有機酸の存在が大切なことについてお話したい。

難しいが骨のある話である。

お年寄りの骨粗鬆症とか若い女性のカルシウム不足を有機酸が支えていることをご存知だろうか。

ヒトが生命活動に絶対に欠かすことの出来ないミネラルの一つにカルシウムの存在がある。

必要だからといって、通常、特別に毎日サプリメントを摂らなくとも、体内のカルシウムは維持できている。

カルシウムを含有する食品を摂っていると、強い胃酸の胃を通過することと、酢酸・プロピオン酸・酪酸の力で酸性になっている腸を通過することで、食品に含まれるカルシウムがイオン化されて良く吸収される。牛乳を飲むと牛乳に含まれているカルシウムなどは腸内細菌の発酵を受けて、とても吸収されやすい乳酸カルシウムになり、有機酸の力で血中に吸収される。

カルシウムを含んだ食品を摂取することも大切だが、食べ物中のカルシウムを効率的に吸収する腸内作りも大切なのである。

過剰なコレステロールの合成を抑える

さて、「腸内細菌はコレステロールを下げる」と言う広告を見かける。だが、どんな仕組みで下がるのだろうか。

肉料理あるいは西洋食に偏ると高脂血症、高血圧、心臓疾患等の生活習慣病が増えることはご存知のことと思う。

それに対して、腸内細菌が作るプロピオン酸は肝臓での脂肪合成を抑えるというデータも出ている。

肝細胞を培養して、そこにプロピオン酸を加えて、肝細胞がつくるコレステロールやトリグリセリド（中性脂肪）などの脂質の合成を調べると、プロピオン酸はその合成を抑えるということらしい。

動物実験でも餌の中に消化耐性でんぷんを多く含ませて食べさせると、コレステロールやトリグリセリド濃度が下がるようだ。これも消化耐性でんぷんが腸内細菌に利用されて、プロピオン酸の濃度が高まることに基づくというのだ。

このような例から考えればコレステロールや高脂血症の改善に向けて、腸内細菌の機能を活かすセルフケアが成り立つのではないだろうか。

次に酪酸は大腸粘膜のエネルギーの80パーセントを賄うことが解っている。腸内で生成する全有機酸の15パーセントをしめ、注目されている有機酸だ。

大手術の後などに輸液で体に栄養をつけようとしても、食を摂らないとなると、腸内細菌に栄養が届かず、酪酸生成量はグンと減るのである。

大腸粘膜は弱まり、その後の予後が悪くなり、感染症に注意を払わなければならなくなる。

手術で弱まった体に対する輸液に代わるものとして、最近は口から直接に腸内の腸内細菌に食事（オリゴ糖、でんぷん、繊維など含む）が届くように、全ての食べ物をペースト状にして与える医療機関も増えている。

前述もしたが寝たきりで食べることが出来ない入院高齢者に対し、点滴よりも、一食分をペースト状にして消化管に届く工夫をしている病院も増えている。腸内細菌に栄養が届き、有機酸が生成されることで腸が丈夫になり、笑顔になり、血色も良くなれば、早く回復しての退院も可能になる。
皆さんの中にも、自宅で介護する場面がもしあったなら、実践をお勧めしたい。

酪酸は大腸ガン、ポリープを抑え込む

欧米化した生活習慣と豊かな経済成長の中で、肉食傾向も手伝って、増えてきた大腸ガン。

ごはんを中心とする食事が減ることは、消化耐性でんぷんが不足することで、とても由々しき問題である。たとえば最も脚光を浴びている有機酸である酪酸の生成が不足してくるのである。

酪酸は大腸エネルギーの80パーセントを賄っているとすでに述べたが、そのほかの働きとしては、正常な腸上皮細胞の増殖のエネルギーにもなり、又、大腸がんの細胞を自然死（アポトーシス）させると言うデータもある。

また、がん細胞を正常な細胞に変身（細胞分化）させる働きももっているともいう。
これは酪酸ががん細胞の核内に入り込み、そこにあるヒストンと言うタンパク質を変

質させることにより、細胞増殖を抑制する遺伝子が目覚めるためらしい。

その他に細胞外でのＥＧＦ（上皮成長因子）などのがん増殖ファクターを酪酸が阻害すると言うデータもあると言う。

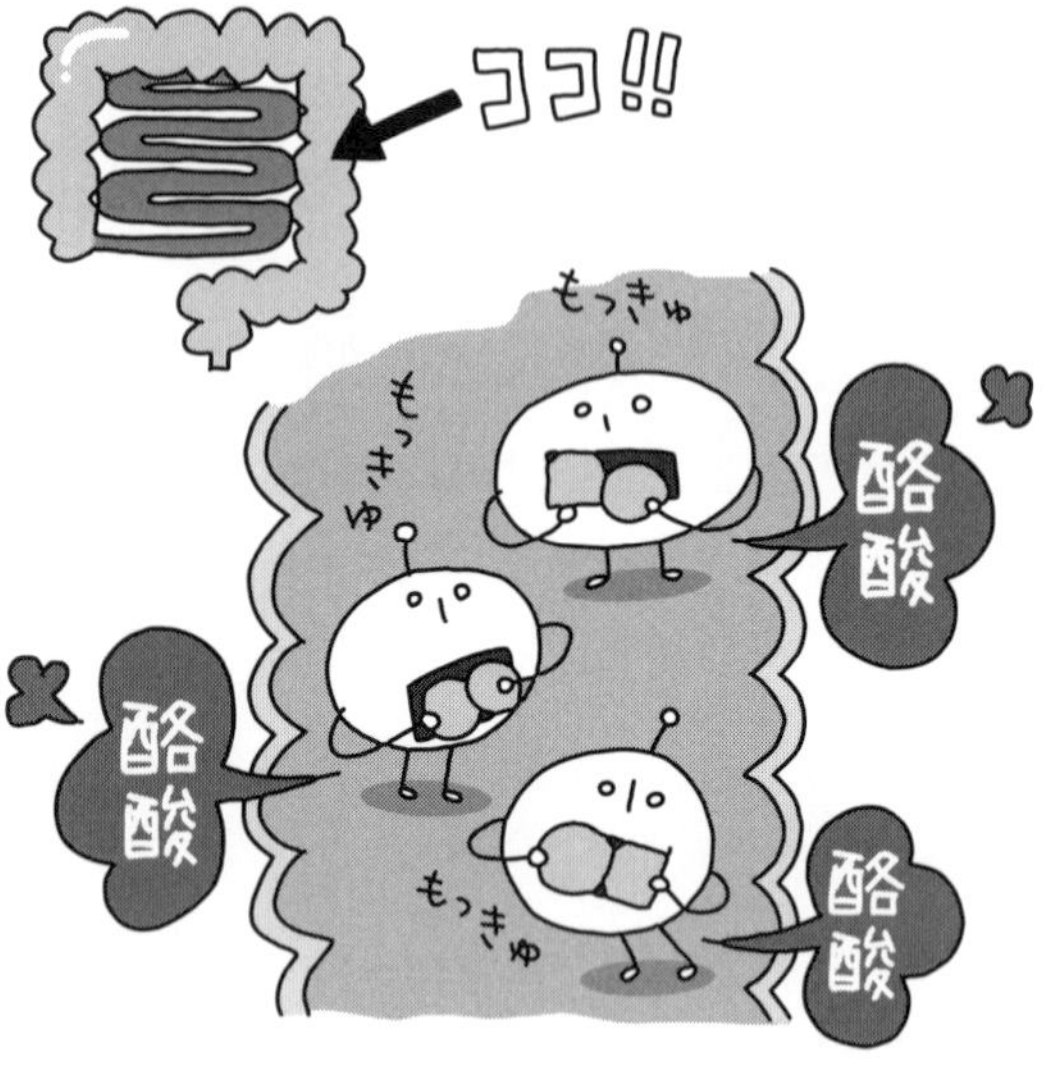

ポリープに悩まされたヒトが肉食を減らして、食物繊維をきちんと摂るようになって再びポリープ検査を受けたら、ポリープが見当たらなかったと報告を頂いたこともある。
大腸がんの予防になる、とても頼りになるデータの報告である。
次に貧血について述べよう。
有機酸の中でプロピオン酸、酪酸、吉草酸はヘモグロビンの元であるガンマーグロビン合成を促進すると言われている。このガンマーグロビンは胎児へモグロビンの形成に利用される。
ヘムという赤い色素成分が酸素と結合して全身へ酸素を送り細胞が元気になる。
女性に貧血が多いのは、腸内細菌が作る有機酸の量が少ないためかとも思えるが、便秘が貧血を作る要因になってもいるかもしれない
きちんと朝より日本食を摂れば、求める有機酸を得ることができるのではないだろうか。

有害物質からアミノ酸、ビタミンを合成する

腸内細菌は有機酸も作るが同時にアンモニアやアミンのような窒素化合物も作る。これらの物質は体に有害になることが多い。ところが、腸内細菌はこれらの窒素物質と有機酸からアミノ酸を合成して更にビタミンをも合成して利用するというのだ。

人にとっても役に立つ話だ。善玉ネットで支配されていると、腸内細菌による分解と合成は一つのバイオリサイクルであり、健康の観点からとても良い。偏食、暴飲暴食ではリサイクル工場は成り立たない。

次に有機酸の臭いについて述べよう。

有機酸には強烈な臭いを振りまくものもある。酪酸、イソ酪酸、吉草酸などなど。イソ吉草酸というものは別格といえるくらい匂いがきつい。手についたりしようものならその日一日は臭いに悩まされるようで、別名、揮発性脂肪酸と言われる。

これは糖分を利用しない菌種がアミノ酸を発酵するときにできる有機酸であるが、肉料理などをたくさん食べたときに大便やおならの臭いがとてもきつくなるのはこのせいである。

歯周病菌にはこの手の細菌が多いようで、口臭がきつくなるときは要注意だ。細菌の中にはこれらの揮発性有機酸を栄養素として、必要としている菌もあるが、消化耐性でんぷんやオリゴ糖や食物繊維などを摂って少しでも臭いを抑えるようにした方が良い。

体の抵抗力は腸で作られる

長く、大腸は糞便を作る器官、老廃物のたまる場所、下痢や便秘だけのイメージをもたれていた。が、それが誤りなのは、理解いただいていると思う。

腸内細菌は未消化の糖質、タンパク質を発酵させて、アミノ酸や有機酸を産生し、さらに、それによって身体の抵抗力を高め、病気や傷の治りを早めている。

腸内細菌たちの働きがよいと、腸が丈夫になり、身体の諸々の機能が機敏に動き、生体防御を助けたりする。

すなわち、腸内細菌たちがつくる発酵物質があなたの身体を守っている。

腸のなかにいるビフィズス菌や乳酸菌、バクテロイデス、クロストリジウム、その他多様な嫌気性細菌たちが、酪酸、プロピオン酸、酢酸という短鎖脂肪酸を作る。

このことによって、腸内ペーハーが下がり、より酸性の状態になって、病原菌の活動を抑えているのだ。また、腸粘膜も丈夫になる。広い意味の抵抗力の維持になるのである。

また、食事と生活事情から活性酸素は発生するが、短鎖脂肪酸により活性酸素を消去できる。

腸と腸内細菌の事を少し意識するだけで、活性酸素が関係する生活習慣病や大腸癌などから逃れる事ができるのである。

重要な短鎖脂肪酸をつくる腸内細菌たちの栄養素は、おもにオリゴ糖、消化耐性デンプンや食物繊維などの、消化されにくいもの（難消化性）である。

消化のよいものばかりでは、腸は弱くなるのだ。病気だからといって、消化のよいものばかり食べていると、小腸に吸収されて、大腸や大腸にいる細菌たちに栄養素が届かないのである。重要な酪酸もできにくくて、大腸は栄養不足になるだろう。

そうなると、粘膜の新陳代謝も落ちて大腸の機能が低下して、病原菌に対する抵抗力も弱まっていく。

現在の重度医療、代替医療、薬局等の民間療法等においては病名、病巣を主体とした治療に取り組んでいるケースが多い。しかしながら、最近は少数ではあるが、治療を進めるに当たって、病名にこだわらず、腸の抵抗力を観察したり、併行して高めるように対処する事で、体調を回復させようというケースも出てきている。

腸を愛するものとして嬉しい限りである。

身体の抵抗力は腸がその鍵を握っているということだ。

お年寄りの健康と笑顔を支えるもの

1人の働ける若者が1人の高齢者の面倒を見る時代が目前である。避けては通れないこととして、肝心なことは、まず高齢者には第1に元気でいてもらうこと。働き手の時間を奪うような病気をしないようにさえ維持できればこんな幸せなことはない。

次に入院や、介護施設に入ったとしても、排泄に関しては、前述のように臭いもきつくなく、形の整った便を自分で処理できることが良い。こういったことは医療経済も助かり、家族の愛も保たれ、何よりも排泄に関して薬漬けになるのを防ぐ。

腸内環境を整えると言うことは、無限の良い結果を生ずるものである。

もし腸内環境が整うこと無く、便秘が長かったり、下痢が続いたり、腹が張っていたり、痔にも症状がでたりとなると、腸内検査をしたり、レントゲンを撮ったり、薬が数種にも増えたりもすれば、ますます腸内フローラのバランスと活力が奪われ、悪い状態に傾く。

そうなると、一番多い中間菌（日和見菌）までも悪い状態に歩調を合わせるようになることになり、腸内全体の防衛機能は低下し、いろいろの弊害が生まれるのである。無防備と言うことは、悪い感染菌が外より侵入してきたときに対抗できないことであり、命も落とすもとになると言うものだ。

ＭＲＳＡ（メチシリン耐性黄色ブドウ球菌）の感染について耳にすることがあると思う。黄色ブドウ球菌は健康な人の体にも存在するが、腸内環境が悪化すると「いまだっ！」とばかりに勢力を広める厄介な細菌で、多くの抗生物質に耐性（耐える力）があるという。

体力が落ち腸内環境を崩すと言うことは、体内外において厄介な菌が大暴れするということでもあり、愛する肉親を思いもよらぬ早さで失ってしまうことになる。

健常人と同じ食事がとれない高齢者や病人にブドウ糖の点滴をすることもあるわけだが、そのブドウ糖を腸内細菌に届けることができれば腸内フローラは保たれるが、そうとはいかない所が難しいところである。

病院でＮＳＴという栄養サポートチームがあり、点滴の代わりに、食事をペースト状にして消化管より栄養を取り込むという方法を利用している件は、前にも触れた。

これは腸内細菌の観点から見ても腸内フローラの維持が保たれ、丈夫なおなか作りの目的を達するいい方法である。

こうなると自然に腸はエネルギーを取り戻すことになり腸機能は回復してゆく。

このペースト状の献立の中にオリゴ糖、繊維、消化耐性でんぷん、できれば酵母菌を少し混ぜて食べてもらうと、万全な口からの点滴となる。

東京のT調剤センターの創業者で薬剤師のMN氏は「これからの調剤薬局は薬を通じた医療コンシェルジュ（サービス業）なのだ」という。

薬局内にケアーマネージャー（居宅介護支援の調整者・資格者）が在籍することなどは薬局運営の根幹になるのではないかと言う。

すでにMN氏のセンターでは、居宅介護支援事業所も併設して無料で介護相談をしているようだが、食と排泄相談も早い時期に応えるようにならなくてはならない。調剤薬局に勤務する薬剤師の午後の業務は、大半が在宅訪問をこなす仕組みに変わるかもしれない。

まさに訪問薬剤師が医療コンシェルジュを担うかも。

高齢者を健康と長寿とそして笑顔に導いてくれる力強い潮流である。

第九章　細菌たちのネットワークが腸管免疫を強くする

腸管免疫ってどんなこと?

私たちが健康でいられるのは、「免疫力」という仕組みがあるからである。侵入してくる病原菌、ウィルス、または体の中に自然発生する悪性な細胞などを、発見する力、攻撃する力、病巣を掃除する力、傷口を治す力、そして元通りの体を維持する力が「免疫力」である。

こういう力を発揮するシステムの3分の2も腸が抱えているのだと聞けば、腸の偉大さとすごさを見直して、もっともっと愛さなければいけない気になるだろう。

免疫系は年齢によってその免疫力を発揮するシステムが少しずつ変わっていく。免疫細胞は骨髄と言う所で生まれ、20歳くらいまでは胸腺と言う所で育って全身に配置されるが、この流れは40歳くらいで50%、70歳に至っては10%にまで下がる。胸腺が、退縮と言って機能が衰えるのだ。

ヒトの体は良く出来ているもので、次に担当する箇所が腸なのである。その他にも脾臓、扁桃、肝臓、虫垂、リンパ節などがあるがなんと言っても腸が全免疫の約3分の2の大きな仕事を担当しているのだ。

しかし、免疫系の各器官は協力し合い外敵の侵入をスクラム組んで、密に連絡を取り合いながら見張っている。つまり老後、健康に長生きをしようと思えば、40歳くらいから腸の健康を考えなくてはならないのである。

そして何十年も棲み続けている腸内細菌は、免疫系を統率してくれる大切な番人なのである。

ヒトの体から見れば腸内細菌なんて自分の身体ではない（非自己）という見方もできるが、長年同居していると腸管も腸内細菌のことを身内として扱うようになり免疫の見張り番として存在を認め共棲しているのだ。

いわゆる身体の免疫細胞は腸内細菌を身内として、全幅の信頼をおいている訳である。

腸の免疫細胞が外敵を監視しようとする場合、善玉ネットで厚いおなかの菌の花畑（腸内フローラ）が出来ていれば、あまり心配はしないで、ＩｇＡ抗体の製造をして、全身の粘膜に送り届ける通常の仕事をやっている。外敵から身を守る粘膜系防御バリアの構築である。

ノンビリできないのは、ヒトの食事が偏ったりストレスを溜めたり、薬を多く飲んだり等と腸に負担をかける時である。腸は混乱を起こし悪玉ネットで支配される環境になって、とても腸内細菌任せにはできなくなる。

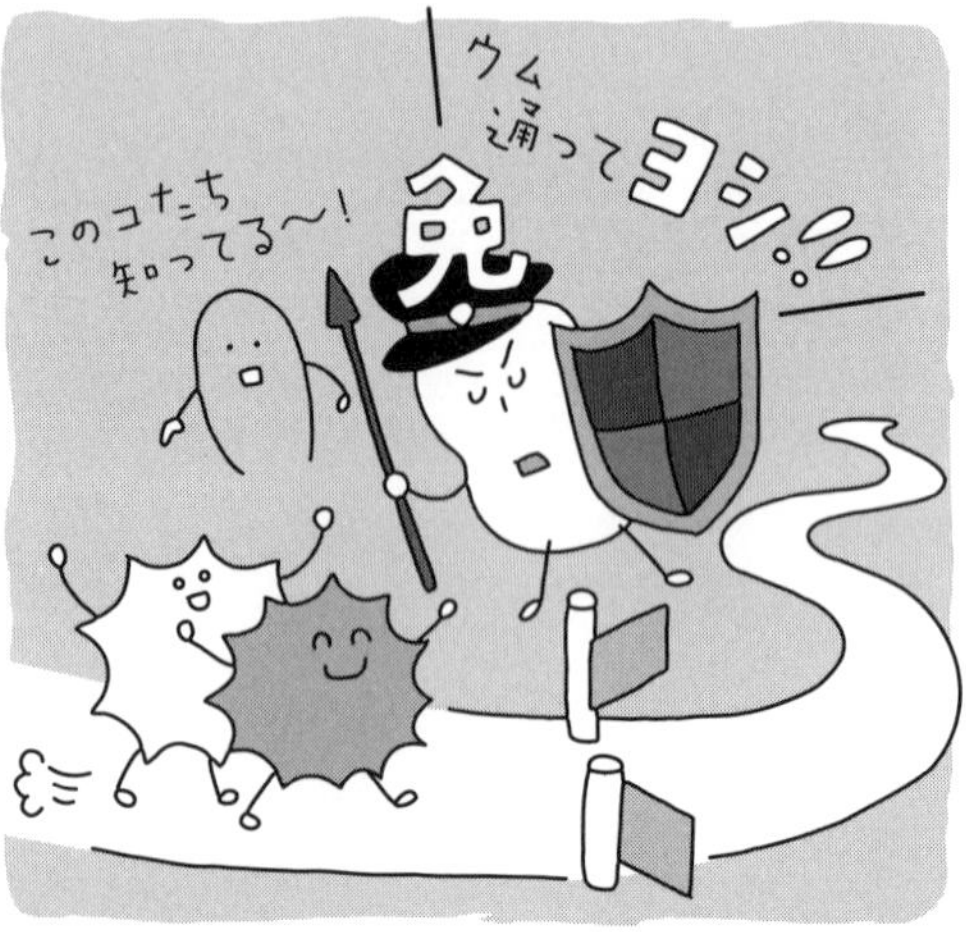

もう一つの混乱は過敏な免疫反応である。敵を感知して、うっかり免疫細胞の仲間たちに間違った情報を発信してしまうと、そこで臨戦態勢がオーバーになり、敵を倒す為のアレルギーを抑える武器（ＩｇＥ抗体）を間違えて量産することになる。

それがアレルギーであったり、喘息であったり、花粉症であったりするのだ。ヒトが初めて食べるものでアレルギー反応があったとしても、いずれ出なくなるのは免疫系が過去の食べものを記憶してくれているから通過ＯＫのサインが出るのである。「経口免疫寛容」と言い、つまり、この食べ物は前にも通過しているので大きな気持ちで、笑顔で通過を認めてやって下さいと言うことだ。

アレルギーなどは、いわばそのシステムに異常をきたした状態なのである。

様々な混乱に対応するためにも、色々なタイプの細菌が棲みついていればいるほど、丈夫な腸になるという。

ヒトは雑多な細菌の中で育つと言うことで、アレルギーなどで苦しまない体質を作れるのである。Ｏ―１５７（病原性大腸菌による出血性腸炎・後述する）にも負けない多種多様な腸内細菌を育てることが大事なのだ。

きれい、殺菌、抗菌も程々にして、愛する腸に厳しいしつけも必要と言う一例である。

からだと細菌の会話について

ほかの生命を助ける細菌あるいは微生物であるプロバイオティクスについて、改めて語りたい。

これは、ＹＭ先生が派遣研究員としてイギリスに滞在していたころ、同じ研究室にいたフラー博士が１９８２年に提唱して始まった用語である。

私の個人的な想像だが「プロバイオティクス」や「プレバイオティクス」の概念の確立のために、ＹＭ先生の研究も、大いにヒントを与えていたのではないかと考えている。

「プロバイオティクス」の摂取は、一般的に、ヒトや動物の腸内細菌の構成のバランスを保つのに役立っていると考えられている。

発酵乳の細菌は、摂取されても腸内に棲みつくことは決してないようだ。だが、摂取したヒトの身体に信号を送るのである。そして発酵細菌は腸粘膜を介して、免疫機能が向上するように刺激を与えているという。

細菌には腸粘膜に付着する性質があり、この付着に触発されて、からだの免疫に関係するサイトカインという伝達物質が体内で活性化する。

私たちが気づかないうちに、摂取した発酵細菌に身体は反応して、免疫抗体の産生を活発にしているのだ。免疫抗体は、たとえば、インフルエンザウイルスに対する抗体を身体が積極的に作るように、発酵細菌が、腸内での抗体作りを促しているわけだ。

また病原大腸菌Ｏ―１５７やサルモネラに対しても、発酵細菌が粘膜を介して、抗体産生を促進することがわかっている。このように、免疫活性化は、身体に良い場合が多く、こうしたときにＩｇＡ、ＩｇＧ抗体などの生体防御抗体が活躍するわけだ。

一方、身体には、アレルギーのような、歓迎したくない免疫反応もある。

アレルギーは、感染病原細菌の場合と異なり、アレルゲン（花粉、卵、蕎麦など）に対するＩｇＥ抗体ができて発症するものもある。身体に炎症が生まれて、痒くなったり、発赤がでたりの過敏症反応が出てくる。それは皮膚のことだが、腸の粘膜にも過敏反応が生まれることがある。

でも歓迎したくない免疫反応があるからこそ、ヒトは体質改善に向け努力するのである。

つまり「注意しましょうね」のお知らせである。

こうした症状も発酵乳の摂取でアレルギー抗体の過剰産生を抑えることができるという研究結果がある。

ビフィズス菌や乳酸菌がそうした機能を持っているために、類似の新しい菌もつぎつぎと開発されている。

ところが世の中は、ビフィズス菌と乳酸菌に集中しがちで、そのほかの細菌について、検討されても良いはずだが、なかなか出て来ない。

なお発酵細菌は薬剤のような治療効果を示すわけではない。日頃からプロバイオティクス食品を摂取して、過敏症の予防的な機能を期待するのがいいわけである。病気ではないが、身体の中に、いつも一定の不都合を感ずることがあるならば、腸及び腸内細菌の機能低下を疑い、腸を愛する思いで養生することが賢明な生き方である。

乳酸菌に限らず、細菌は菌体表面に接着物質（糖鎖）を出していて、腸粘膜に付着することができる。その付着に身体が反応するのである。これを腸内細菌との会話（クロストークとも言う）と言うのである。

また、細菌は身体内の有害物質やコレステロールを吸着することもわかっている。

おなかの菌の花畑とアレルギー

アレルギーは、その原因となるものが腸壁上を通過するから起こるのである。まず、その原因となるものをあげてみると

1、悪玉ネット細菌の増加と有害物質の発生によるもの
食品添加物の多い加工食品、消化の悪いタンパク質の多食、便秘、未消化物の停滞、薬物の継続服用など
2、腸粘膜の損傷によるもの
細菌、ウィルスの侵入、下痢、大食、ストレス、未消化タンパクが侵入するためなど。
3、蠕動運動の不調によるもの
自律神経の乱れ、気温の変化、過労、刺激性下剤の乱用、刺激物摂取など
以上大きく分けて3つの要因が原因となることが解っている。

すると、今度は、腸壁のどの付近でその原因となるものを敏感に感じているのだろうかと言う疑問もわいてくる。

悪い刺激を受け続けるとコントロール不可能になることを想像しながら、腸壁のどの部分で監視が出来ているかを述べよう。

小腸は始めの約半分を空腸と言い、あとの約半分を回腸と言うのだが、この回腸に40個から50個のパイエル板と言う監視機能がある。警備会社の監視カメラみたいなも

腸管免疫イメージ（アレルギー）

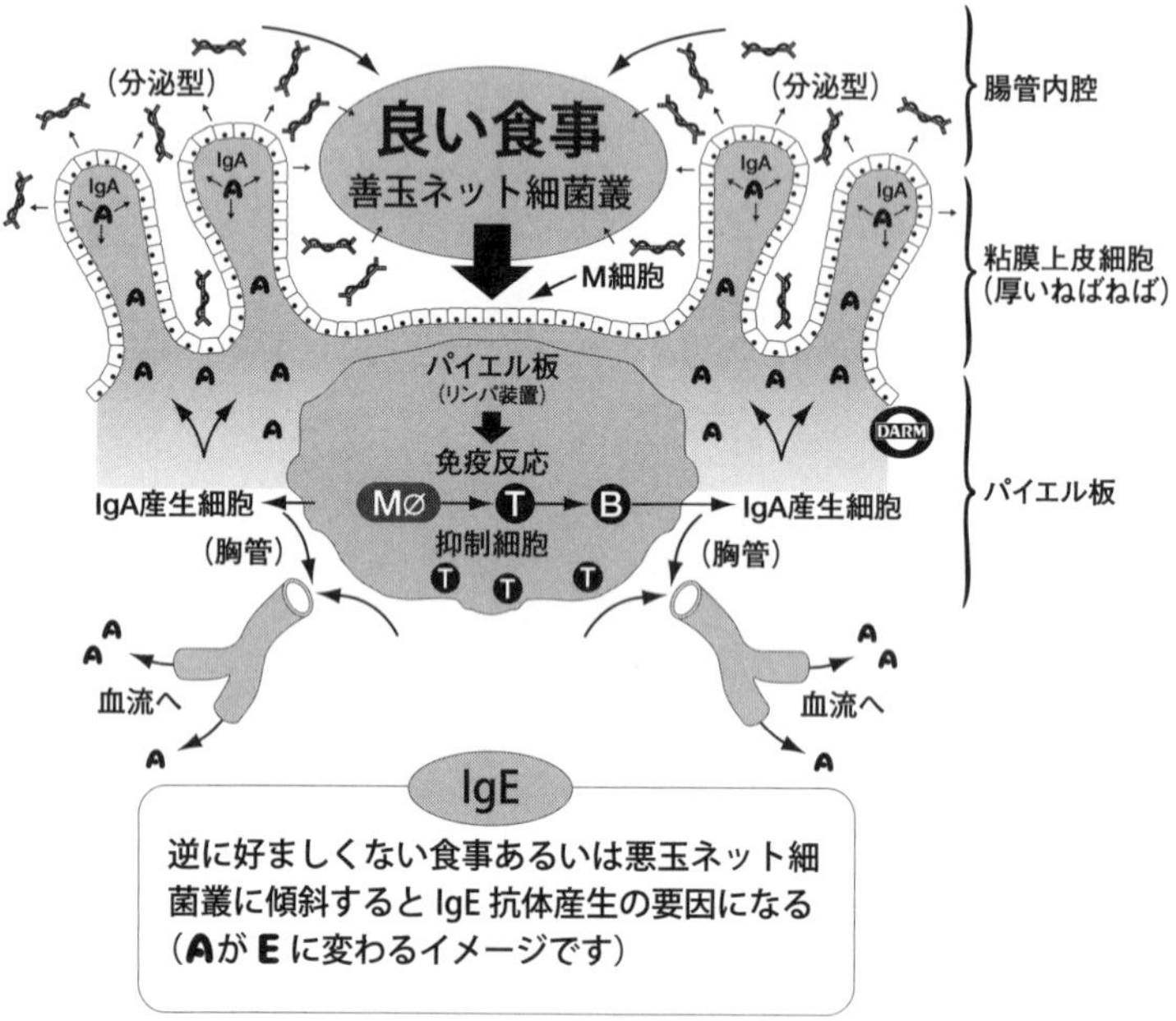
(分泌型)
(分泌型)
良い食事
善玉ネット細菌叢
IgA
M細胞
腸管内腔
粘膜上皮細胞
(厚いねばねば)
パイエル板
(リンパ装置)
免疫反応
MØ
T
B
IgA産生細胞
IgA産生細胞
抑制細胞
(胸管)
(胸管)
DARM
パイエル板
血流へ
血流へ
IgE
逆に好ましくない食事あるいは悪玉ネット細菌叢に傾斜すると IgE 抗体産生の要因になる
(Aが E に変わるイメージです)

のだがとても精巧にできているため、ヒトは安心して生命活動ができるわけだ。

このパイエル板は小腸粘膜上の中にドームのような形で存在して、腸壁上を流れる（食事など）ものと紙一重のところで監視している。

精巧にできているこのパイエル板は腸壁上を通過するあらゆるものを監視したり、侵入してきた怪しいものを食べてみたりして判断をしている。すなわち、前述の三つのような、不健全な状態であるなら、アレルギーに対して過剰反応を起こし、ＩｇＥ（アレルギーやアトピー性皮膚炎などに関与する免疫抗体をいう）抗体を量産してしまう。

その一方、腸粘膜上（パイエル板上を含む）に乳酸菌、ビヒィズス菌などが花畑のように広がっている健全な状態だと、パイエル板は安心して監視業務を続けながら適正なＩｇＡ抗体の生産をする指令ができるのである。

また、そうすることにより腸の粘膜上ではＩｇＡ抗体はアレルゲンを吸着したり、溶かしたり、侵入を防いだり、蠕動運動を早めて洗い流したりできるのである。

腸内の環境が整うことは、全身のあらゆる粘膜（皮膚も含めて）にＩｇＡ抗体を送り出すことになる。

おなかの菌の花畑が善玉ネットになると言うことはとても重要なことなのである。

良い菌類を摂りいれ、細菌たちが好むオリゴ糖、繊維、ごはんなど考えた食事をすることでアレルギーは改善され、サプライズ体験ができるのだ。

アトピーの症状を抱えた人を見ると心が痛む。腸内フローラを善玉ネットに傾けることでどれほどの治療支援とヒントが生まれることになるかは計り知れない。

小腸の脳としての強さのひみつ

「断腸ダイエット」には、まったく驚かされた。

ダイエットを自分の意思でできない人のために、最終的には食べ物の吸収機能やホルモン分泌機能のある十二指腸と空腸を切除して、胃と回腸を直接つなぐ。長期にリバウンドのない減量が売り物の手術である。

腸を愛するヒトなら怒りに震え断腸（悲しみで腸がちぎれる思い）の思いである。

小腸機能をあらためて述べよう。

人体の中で免疫を司る一番大きな臓器で、高齢化になればなるほど小腸の免疫機能を活用しなければ、元気で長生きできない。免疫機能をコントロールするのはおなかの菌の花畑（腸内フローラ）である。

高齢者のおなかの菌の花畑（腸内フローラ）を大切にしたいと、幾度にもわたり言ってきたのはこういう理由からである。

腸は小さな脳とも呼ばれる。消化管は中枢神経を遮断されてもリズミカルに蠕動運動を繰り返す不思議な臓器だ。自動能のおかげでヒトの為に一生涯黙々と働いてくれる不思議でありがたい臓器でもある。手術の時、全身麻酔をかけても休まず動いていることを思い浮かべてほしい。

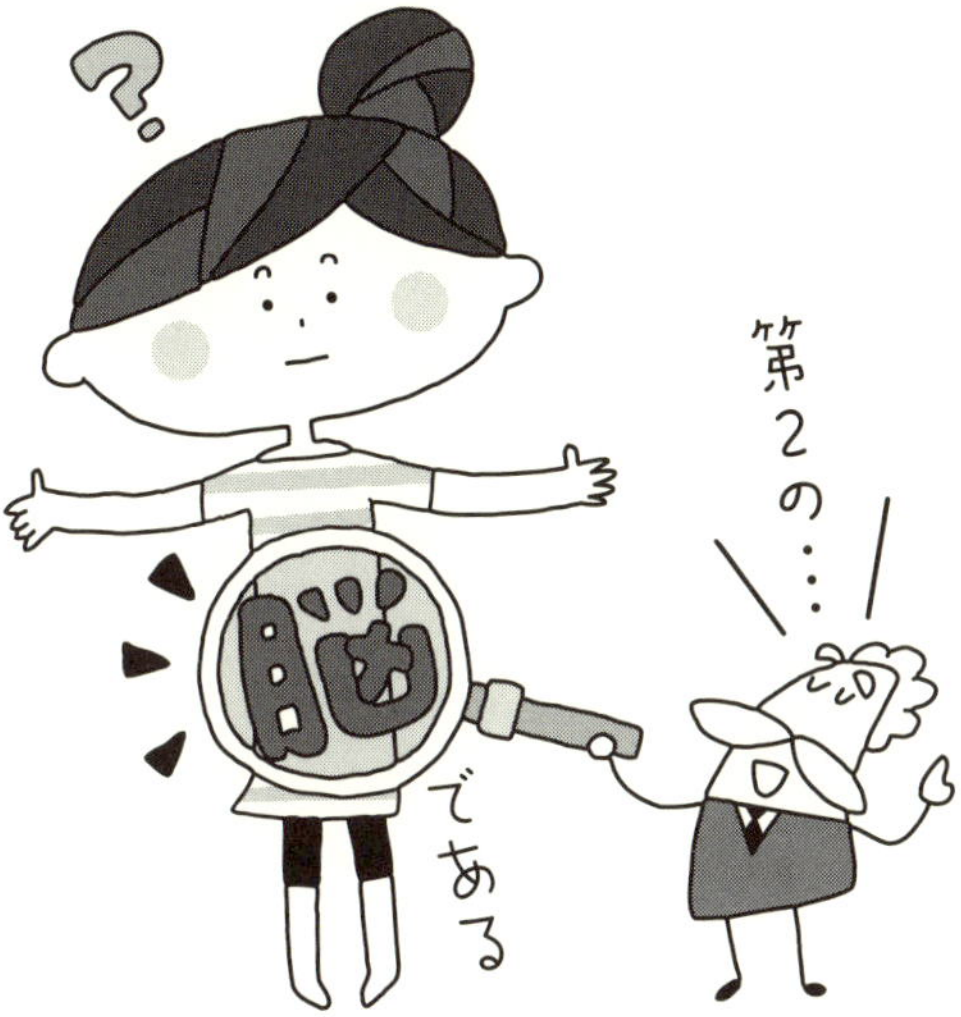

いちいち大脳からの指令を待っている訳ではなく、自分専用の脳を持ち自分で考えているのだ。でも全く独立している訳でもなく、あくまでも自律神経に支配されているのでストレスは敏

感に感じているのだ。

食後に腸管から分泌されるホルモンの総称を「インクレチン」と言う。ヒトの食後の過血糖の値を腸管が自動に読み取り、インシュリンの分泌を指令すると言うホルモンである。

医薬業界でも、このインシュリンの分泌を指令するホルモンに類似した注射薬、飲み薬などを発売開始した。

インクレチン関連薬として市場をにぎわし、現在は期待を裏切らず多くの糖尿病患者に喜ばれているようだ。

小腸の精巧にできている脳力（能力ではなく）の秘密を知ると、もっともっと腸を愛さなければならないと思う。

外来の悪いウィルス等が腸内に侵入してきても、αディフェンシンという抗菌ペプチド（抗菌作用を持つタンパク質）を放出して退治するパネート細胞の力などは小腸の偉大な防衛システムであるのだ。

この他、消化ホルモンばかりでなく、不妊治療のホルモン、痛みを伝える信号物質ホルモン、血圧を下げる信号物質ホルモン、モルヒネ様物質など、脳にある全てのホ

ルモンは小腸から放出されるとのことだ。（田中保郎著『東洋医学考根論』より）

この小腸が癌に冒されない要因は、小腸粘膜の吸収上皮細胞が3〜5日で入れ替わることと、食べ物の通過時間が短い上に、免疫系の防御機構が優れているなどのためらしい。

丈夫な小腸を作り上げれば、免疫力はますます強化され、脳と同様のホルモンをたくさんつくりだすことにつながるのである。

この大切な小腸粘膜の新陳代謝を維持する為に、アミノ酸、ミネラルが必須な栄養素となる。

そして小腸粘膜の吸収上皮細胞を作り替えるＤＮＡ転写酵素を作る為に、最も必要な栄養素はミネラルの亜鉛である。

たとえば海で採れるミネラルバランスがとても良い牡蠣を、常食として摂りたいところだが、いささか無理な話だ。

抽出している亜鉛の含有量と吸収率を高めに調整して、とても食感がしっかりしている牡蠣のサプリメント等を補食することも便利である。

特に胃腸の機能が落ちてタンパク質を消化できないヒトにとっては、やさしい栄養源であるようだ。

白菜浅漬け「O－157」事件と腸の抵抗力

2012年8月、札幌市でO－157（腸管出血性大腸菌）が発生して感染拡大し、8人が死亡した事件が起きた。

原因となった食材は白菜の浅漬け。白菜の洗浄消毒作業ルールなどが不完全であったらしい。

この事件を通して食品衛生学、微生物学の専門のYM先生より得た、O－157情報を、今後のことを考えて記しておきたい。

1、O－157は食中毒ではなく、赤痢菌と同じレベルの感染症である。患者さんをきちんと隔離して、便の処理下着の消毒、かかわった人の手指の消毒等が重要であるという。

2、保菌者の下痢症状を止めないように、病原性大腸菌を早く排泄させる処理が重要であるという。

３、腸内に残っている菌を抗生物質で殺菌する事は避けるほうがよいと言う事である。大腸菌が死ぬ時にベロ毒素を吐き出し、その毒素が血中に入り、腎臓まで辿り着いて溶血性尿毒症症候群（ＨＵＳ）や脳症（けいれんや意識障害）として症状が現れ、死亡者を出す事になるという。

４、被害者となった年齢層は、老人と幼年者であったが、特に老人については食事に問題があると考えられるそうだ。ＹＭ先生は、Ｏ―１５７の感染作用の促進物質は牛乳と推定しているようであり、その理由として、牛乳中の乳糖が病原性大腸菌の大好物だからということである。牛乳を使用する学校給食、老人ホームの食事の献立にひと工夫が必要と言う事である。

５、腸内細菌のバランスが良ければ、腸内のペーハーが酸性（ｐＨ６程度）になっているはず。そうすればＯ―１５７菌は増殖できず、むしろ抑制されるようである。腸内細菌を活かして酸性を維持することを考えねばならないとのことである。例えば、年寄りには牛乳より発酵乳のヨーグルトで防衛する事が難を逃れられると見ている。ただ、国は牛乳がＯ―１５７の促進食品と推測されても、牛乳産業への影響を考えると公表は難しいようである。

6、年寄りに消化耐性デンプン、不溶性繊維をペースト状にして食べさせること。そうすれば常在菌による発酵を高め、慊気度が高めの酸性状態にすることにより、感染菌から身を護ることができるという。食事の工夫が重要で今後の課題という。

7、胃酸はO―157を殺菌できるが、胃酸の分泌の悪い人、胃酸の分泌抑制剤服用者は殺菌力が低下しているので注意が必要であるようだ。

8、あくまでも実験上だが、市販飲料で最も殺菌力が強いのは、コカコーラ製品のコーラとファンタであったようである。

国民皆が、自分の身体を守るためには、口に入れるものに注意し合うことが大切、と知らされた事件であった。

絶食（ファスティング）で腸をきれいにすることとは

近代医療にも民間療法にも絶食または絶食療法（ファスティング）というものがある。

医療の中では、絶食は麻酔時の胃内容物の嘔吐を避けるケースと、健康診断前では

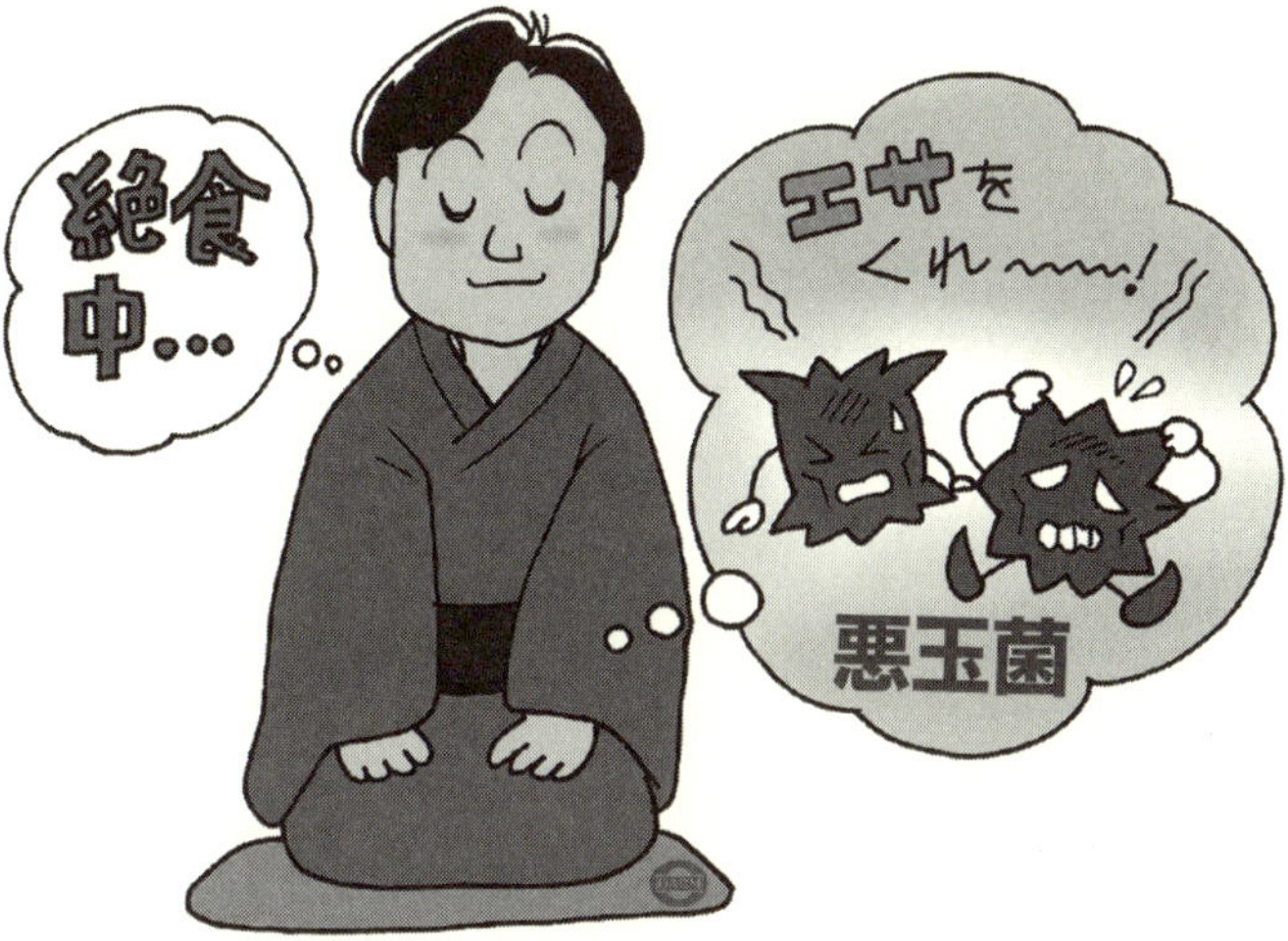

指標が変わらないように短日の間、行うケースがある。いわば治療上の必要な手順でしかない。

民間療法には数日間水以外のものは食べずに消化器内の長年の老廃物を一掃するものがある。又、汚れた血液、体液等を浄化する目的で行うこともある。

絶食が腸内細菌に及ぼす影響について述べよう。

腸内細菌にとって厳しい状況になるが、しかし、不必要な菌がいなくなり腸内掃除には役に立つらしい。

腐敗に関係する菌、すなわち肉類を好んで棲息していた菌が一掃され、腸内で発酵を担当する菌が勢力を広げる。

がん細胞が生きのびやすいこれまでの生体バランス（低体温、低い抵抗力など）から新陳代謝の活発なバランスへと変わり始めるので、がん細胞撲滅に近づける可能性が大きくなり、好都合であるようだ。

又、排泄物が少なくなるにつれ、腸内にあった汚水を大掃除することにつながり、病気の引き金のように言われている「宿便」も一掃でき、好都合のようである。

さらにひとつ、体内から毒素（重金属、薬物、食品添加物他）や老廃物（活性酸素他）を強制的に排泄させるようである。

しかし、数日間から1週間の絶食は慣れたヒトなら心配ないが、初心者が素人判断で行うと危険であり、生命も危ぶまれるので、医師の指導のもとで行うのが良いという。

日常の生活の中で、1~2日の絶食体験でも生体はずいぶんと回復基調になるようである。

絶食後、復食にはすぐに固形物を食べると腸は過剰反応をして、腸捻転を起こす可能性もあるので充分注意が必要である。

絶食後の復食に、野菜食物の熟成飲料（酵素ではないが酵素飲料と称されている）で、腸への負担も少なくしながら栄養を補給するということも流行っているようだ。

この復食期間の最も大切な留意点がある。腸内は病原菌に対する抵抗力が弱まっている分、感染症には充分注意が必要であることだ。

絶食期間中、腸内細菌達は腸内清掃でよく頑張った。だからこそ、嫌気領域の腸内細菌たちへオリゴ糖、消化耐性でんぷん、水溶性繊維を届けることで、腸の抵抗力（感染症抑制）を早く回復させることが重要なのである。

腸内細菌達へ気配りしてこそ腸を愛する絶食になろう。

腸内細菌と話そう

第一章で、私は「おはよう　今、ごはんあげるからね～っ！」と腸内細菌に話しかけた。

それを同じことを、あなたはできるだろうか。

顕微鏡でしか見えなく、手に取ってみることが出来ない場所にいる細菌に声をかけても仕方がなく、バカバカしいと思うかも知れない。

バカバカしいと思うかも知れないが、いつも意識していると気持ちが通ずるようになるものだ。

ヒトって、たとえば宗教ならば見えないものを信じて信仰している訳で、条件としてはあまり変わりなく、腸内細菌の方は体内に実在している分、話しかけの気持ちが現実的で反応もあるように思う。

是非もっと身近な細菌たちとトークをしてほしいものである。

目に見えるかもしれないと言えば、顔にひっついて生きている表皮ブドウ球菌もヒトと共存して生き延びているのである。

表皮ブドウ球菌と聞くと、名前を聞いただけでも悪玉性の感じがして、声もかけたくない気にもなるが、可愛いものである。

あなたの肌がツヤツヤ輝いてシットリしていて、透明感と張りがあるのは、表皮ブドウ球菌が元気に暮らしているからなのだ。

表皮ブドウ球菌は、ヒトの皮脂や汗をエサとして食べて消化して「うんち」や「おしっこ」をする。この「うんち」や「おしっこ」の成分が実は弱酸性の脂肪酸なのだ。

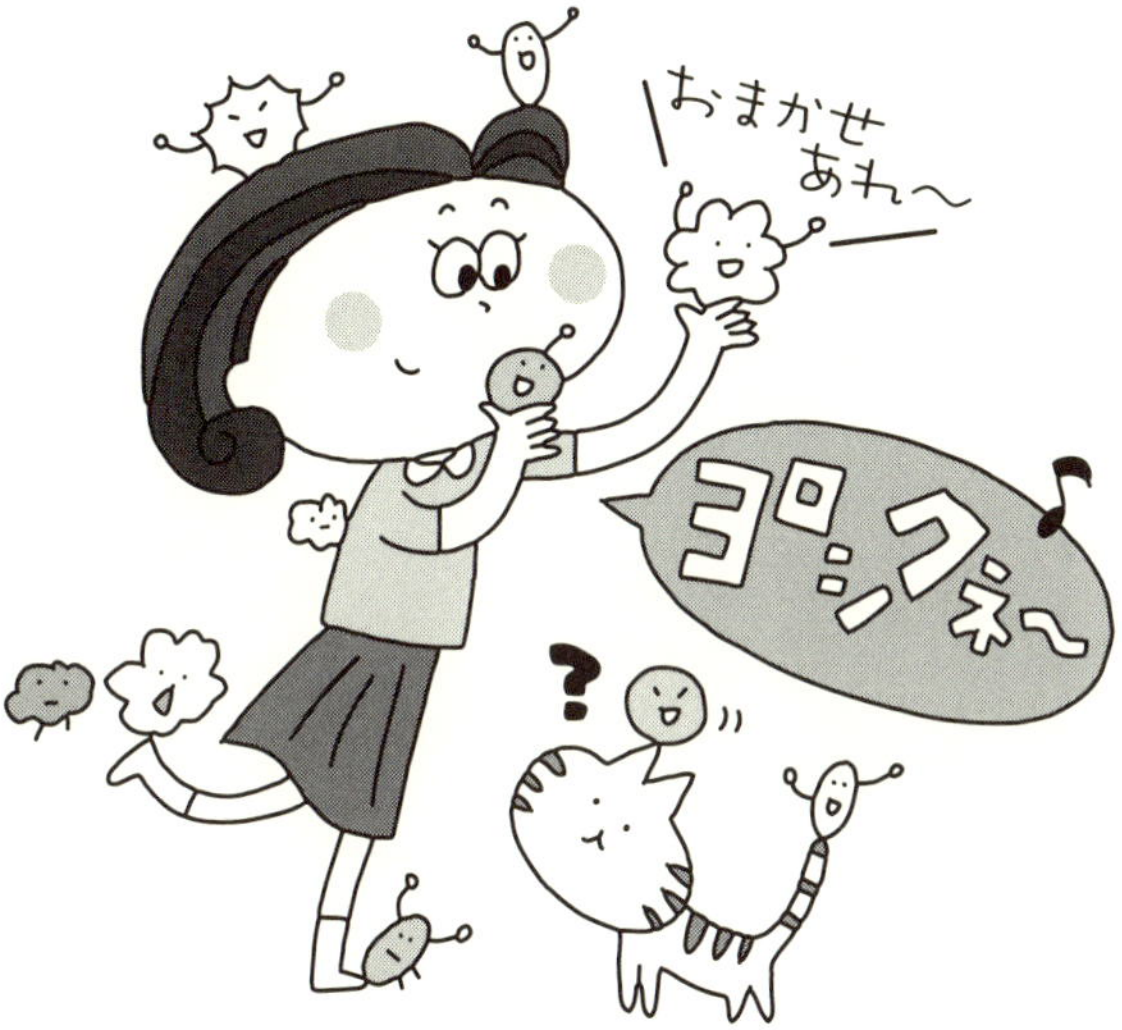

この脂肪酸が汗や皮脂と混ざり合って乳化して肌がしっとりと保たれるというわけだ。殺菌力の強い洗顔石けんは避けた方がいいという事だ。

お陰でPH4・5〜6・5の弱酸性をキープした皮脂膜は病原菌や雑菌を寄せ付けなくなる訳である。

飲食店のカウンターで、脂っぽく、汗をかいた顔をウェットタオルで拭く習慣は、加齢爺の嫌われる行動かもしれない。しかし、すかさず「顔がテカテカ輝いていて羨ましい！」と言われるので「表皮常在菌のうんちとおしっこのおかげ」と言って会話が弾むのだ。

こうして考えると体中にヒトを守る

細菌たちがいる気持ちになるから、面白い。

彼らは、肌にも腸にも、口にも、鼻にも、肛門にも、膣口にもいる。その場所の食事を食べて、各種の生成物質（脂肪酸）を作り出し、そしてペーハーを弱酸性にして丈夫な粘膜を作り、悪い細菌達を寄せ付けないように守っているのである。

こんなことを理解して頂くと「オーイ、細菌たちよ、今日もよろしくねっ！」とか、「疲れて体力が落ちているので、悪い菌が侵入ないよう監視していてねっ！」などと会話が出来るような気になるものである。

「腸を愛する、習慣」とは腸内に棲息している腸内細菌の力を活かす習慣を身に付けると言うことである。

「腸のこと、身体のことを考えよう。考えると、行動がついてくる。行動があれば、腸を虐待しない習慣、愛する習慣が身に付いてくる。習慣はこころを育てる」

腸を愛するＹＭ先生のお言葉である。

おわりに

勉強と経験を積み上げることは大切です。積み上げることで又、興味のある目標が見えてくるように思います。

ペンを取り始めて気付いたのは、本を書くというのは尊い技能であるということです。

技能の無い私は、今、本当に赤面しながらペンを降ろそうとしています。人生の1ページに恥をさらしながら、それはそれなりに経験として大切にしたいと思います。本書発刊に当たり、ＹＭ先生から、「学んで良かったことを、自分の言葉で本に書いてみなさい」と後押ししていただいた、あのときのお言葉が思い出されます。

そのときは夢の又夢と言いながら笑っておりましたが、それから1年くらい過ぎた、昨年の初夏あたりから、いざ決意をして、ペンを握りました。しかし、体調不良で「先送りをします」と先生に伝えますと、「人は決めたことに期限を切って目標に向かう訓練をしないと、それなりの人生しか歩めない上に、先送りの癖がつきます」と人生を歩むためのイエローカードを頂きました。

そのときは人生の先輩からのありがたいお言葉と感じておりましたが、時間が経つにつれてそのお言葉の大切さに気づくこととなりました。

たとえば、持ち続けている不快な症状を治すという決意の心のあり方、人様のために役立とうという心のもち方、禁煙すると決意する心のあり方、事業経営を成功させようとする心のあり方、大きく捉えるなら、夢のある国作りの為に行動しようとする心のあり方など、全てに通ずるお言葉でありました。

「自分を大切にする習慣は心を育てる」

まず自分を鼓舞することとしました。

決意して半年を経過し、ようやく腸内フローラと健康の関わりについて学んで実践したことを書き終えました。こんなこともあんなことも書いておきたいと欲が出ましたが、まずは本当に心に残る経験を述べ伝えることで、閉じさせていただきたいと思います。

人が食べ物を食べるように、腸内細菌も食べ物無くして生きていくわけにはいきません。

食べ物の質と量の関係は人ばかりではなく、腸内細菌にも大きな影響を与え、そして腸内細菌叢のバランスにも及ぶこととなります。

勉強を通して善玉菌、悪玉菌といったレベルではなく、細菌のネットワークは、まさにコンピュータであることを理解するに至ったことが最大の学びでありました。

数々の実験と奥深い研究を知ることで、見えない腸内細菌の存在を重く感じた次第です。

腸を大切にしたい方、丈夫にしたい方、それを伝えたい方とこの情報をシェアできれば嬉しい限りです。

執筆にあたり、腸内細菌関係の資料について目を通していただき、種々ご指導を賜りましたＹＭ先生こと、森下芳行先生にはお礼の言葉もありません。執筆の意義と取り組み方、事実の選び方、伝え方等を懇切丁寧に教えて下さり、本当に良い機会を与えて下さいました。

森下芳行先生にはこの場をお借りして深謝させていただきます。

出版に当たり、株式会社山中企画の山中伊知郎社長には、多くの方に読んでいただくようにと執筆の進め方の指導をいただき、イラスト、絵図においては吉岡彰さん、貞廣磨紀さんの多忙なライターさんにご協力を頂きました。
皆様にはこの場をお借りして感謝を申し上げます。

平成二十五年一月

井原敏男

参考文献

森下芳行・大森俊雄（編著）／「食品衛生学・微生物学」（朝倉書店、１９８７年）
森下芳行／「腸内フローラの構造と機能」（朝倉書店、１９９０年）
光岡知足（編著）／「腸内細菌学」（朝倉書店、１９９０年）
森下芳行／「腸内革命」（ごま書房、１９９６年）
森下芳行（編著）／「食品衛生学」（朝倉書店、１９９７年）
上野川修一／「免疫と腸内細菌」（平凡社新書、２００３年）
田中保郎／「東洋医学　考根論」（長崎文献社、２００５年）
青木　皐／「菌子ちゃんの美人法」（ＷＡＶＥ出版、２００６年）
森下芳行／「ママのおなかエコロジー」（日本文学館、２００６年）
福士　審／「内蔵感覚・脳と腸の不思議な関係」（ＮＨＫブックス、２００７年）
當瀬規嗣／「いちばんやさしい生理学の本」（秀和システム、２０１０年）
伊藤　裕／「腸！　いい話」（朝日新書、２０１１年）

【著者・プロフィール】

井原敏男（いはら　としお）

1945 年　北海道中札内村生まれ。
1964 年、帯広三条高校卒業。
10 年間のキョーリン製薬勤務後、調剤、OTC 薬局のチェーン展開をする。
30 数年の薬局の実務中に、便秘と下痢の手当をするために日本ダルム社を立ち上げ、
腸全般のセルフメディケーションをすすめている。
腸内フローラの機能と食と健康について情報を発信している。
腸内環境情報オフィス主宰
登録販売者　全日本医薬品登録販売者協会々員
北海道バイオ工業会賛助会員　酵母研究会個人会員
北海道札幌市在住

腸を愛する習慣

2013 年 3 月 10 日初版発行

著者◆井原敏男
発　行◆(株)山中企画　出版部
　〒114-0024 東京都北区西ヶ原 3-41-11
　TEL03-6903-6381　FAX03-6903-6382
発売元・（株）星雲社
　〒112-0012 東京都文京区大塚 3-21-10
　TEL03-3947-1012　FAX03-3947-1617

印刷所◆シナノ印刷
※定価はカバーに表示してあります。
ISBN978-4-434-17673-9　C0095

山中企画・「腸」の本シリーズ、続々！

人の心は脳にあるのではない。腸にある。

第１弾

長崎発・東洋医学医師　田中保郎の挑戦

「心の病」は、腸を診れば治る!?

山中伊知郎・著

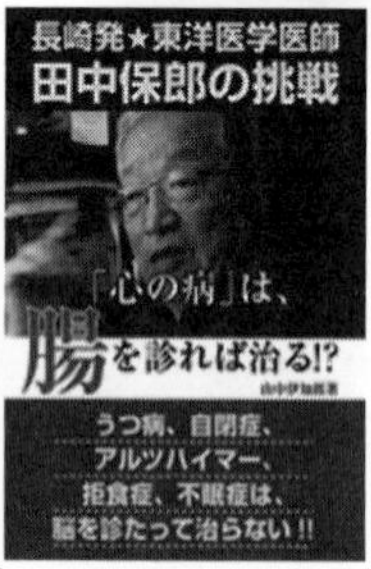

序　章
お腹を診ただけで、登校拒否や拒食症が治るって、ホント？
第一章
なぜ腸に心があるのか？・・・田中保郎が語る「考根論」
第二章
こうして田中保郎は「腸」と出会った
第三章
「考根論」に基づく田中保郎語録

四六判・192 頁　定価 1,200 円（税別）
ISBN978-4-434-16885-7　C0095

第２弾

脱サラ、女性、大歓迎！

「腸」整体師になろう

日本整体学院院長　中山建三・著

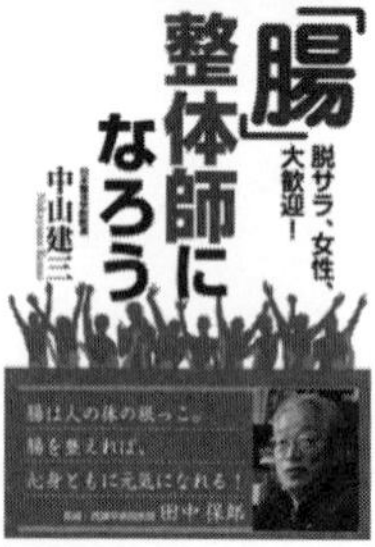

序　章　中山式整体術は、腹を調節することから始まる
第一章　すべての道は腸に通じる
第二章　日本整体学院で学べること
第三章　整体院開業への道
第四章　開業者たちの声
第五章　整体師の現状と将来

四六判・176 頁　定価 1,000 円（税別）
ISBN978-4-434-17614-2　C0095